中医特色疗法治百病丛书

古今特效养生药酒方

杨静娴　主编

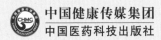

中国健康传媒集团

中国医药科技出版社

内容提要

本书根据中医理论，以取材便利、制作简易、安全实用为原则，精选了最适合养生保健的古今药酒方，以帮助人们更好地利用药酒养生保健。内容主要包括养生保健药酒基本常识、滋补养生药酒、美容养颜药酒、四季养生药酒、不同人群养生保健药酒等，收录了 500 余种特效药酒良方，介绍了每种药酒方的制法、功效、用法及注意事项等，让人们在品尝佳酿中防病保健，益寿延年。

本书可为家庭和个人养生保健、防病疗疾提供指导，也可为医疗、科研、生产单位等研究开发药酒提供参考。

图书在版编目（CIP）数据

古今特效养生药酒方 / 杨静娴主编 . — 北京：中国医药科技出版社，2019.10

（中医特色疗法治百病丛书）

ISBN 978-7-5214-1362-5

Ⅰ . ①古… Ⅱ . ①杨… Ⅲ . ①药酒—验方 Ⅳ . ① R289.5

中国版本图书馆 CIP 数据核字（2019）第 197352 号

美术编辑　陈君杞
版式设计　锋尚设计

出版　中国健康传媒集团｜中国医药科技出版社
地址　北京市海淀区文慧园北路甲 22 号
邮编　100082
电话　发行：010-62227427　邮购：010-62236938
网址　www.cmstp.com
规格　710×1000mm　¹⁄₁₆
印张　16¹⁄₄
字数　298 千字
版次　2019 年 10 月第 1 版
印次　2019 年 10 月第 1 次印刷
印刷　三河市万龙印装有限公司
经销　全国各地新华书店
书号　ISBN 978-7-5214-1362-5
定价　58.00 元

获取新书信息、投稿、为图书纠错，请扫码联系我们。

前言

　　中医学认为，酒为水谷之气，味辛、甘，性热，归心、肝、肾三经，具有祛风散寒、通络止痛、畅通血脉、活血行气、健脾养胃、杀虫辟瘴、助运药力等功效，与其他药物制成药酒，可以防病治病、养生保健。药酒应用于医疗保健是我国医药发展史上的伟大创举，也是我国人民对人类医疗事业的重大贡献之一。早在《汉书·食货志》中就有"酒为百药之长"的说法。随着科学的发展，人们对酒药用价值的认识也更加深入，对其应用也更加广泛。

　　药酒，通常是将中药植物的根、茎、叶、花、果实和动物的全体、内脏或一些矿物质成分等，根据一定比例，浸泡在不同浓度医用乙醇、白酒、黄酒、米酒以及葡萄酒中，经过一定时间后使药物的有效成分溶解于酒中，然后去除渣滓而制成的，还有部分药酒是通过发酵等方法制作的。药酒有保健祛病作用，是由于酒是中药的良好有机溶剂，中药中所包括的有效药物成分能充分溶解在酒液中，借助酒温通血脉、改善循环的力量作用于人体脏腑、经络、气血，进而发挥药效作用。

　　为了使人们科学地使用药酒，正确地运用药酒达到保健养生的目的，我们从古今药酒方中精选了500多种制作简单、经济实用、安全有效的药酒良方，以供家庭配制和购买时对症选用和参考。本书用通俗易懂的语言，告诉人们养生保健药酒的制法、功效、用法及注意事项等，让人们在品尝佳酿中防病保健，益寿延年。

　　本书所选药酒方简便、实用，可为家庭和个人养生保健、防病疗疾提供指导，也可为研究开发药酒的医疗、科研、生产等单位提供参考。书中若存在不足和疏漏之处，恳请广大同行和读者朋友们提供宝贵意见。

编者

2019年4月

目录

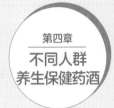

第一章

养生保健
药酒基本常识

- 药酒的起源与发展
- 药酒的作用与特点
- 药酒的制作与储存
- 药酒的服用与禁忌
- 药酒常用的中药材

药酒的起源与发展

酒，素有"百药之长"的美誉，将强身健体的中药材与酒"溶"于一体的药酒，不仅配制方便、药性稳定、安全有效，而且因为酒是一种良好的半极性有机溶剂，中药的各种有效成分均易溶于其中，药借酒力、酒助药势而充分发挥其效力，提高疗效。药与酒的融合应用于医疗保健，是我国医药发展史上的伟大创举，也是人类医疗事业的重大贡献之一。

一、药酒的起源

所谓药酒，通常是将中药植物的根、茎、叶、花、果实和动物的全体、内脏或一些矿物质成分，根据一定比例浸泡在不同浓度医用酒精、白酒、黄酒、米酒以及葡萄酒中，经过一定时间后使药物的有效成分溶解于酒中，然后去除渣滓而制成的，还有部分药酒是通过发酵等方法制作的。药酒有保健祛病作用，是由于酒是中药的良好有机溶

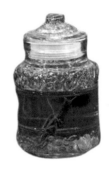
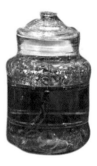

剂，中药中所包括的有效药物成分能充分溶解在酒液中，借助酒温通血脉、改善循环的功能，作用于人体脏腑、经络、气血，进而发挥药效作用。

药酒的起源与酒是不可分开的。酒的发明，在中国已经有非常悠久的历史，中国是世界上发展酿酒业最早的国家之一，对世界酿酒技术的发展做出了巨大的贡献。我们聪明的祖先在劳动过程中就注意到野果和蜂蜜中含有发酵性的糖分，一经接触了空气中的真菌和酵母就会发酵成酒。因为感受到经自然发酵的野果别具风味而受到了启发，古人对发酵产生了浓厚的兴趣，于是他们开始有目的地将野果采摘并储存起来，让其在适宜条件下自然发酵成酒，这可以说是最原始的，也是最早的酿酒"工艺"。

早在新石器时代晚期的龙山文化遗址中，就曾出现过很多陶制酒器。关于造酒，最

早的文字记载见于《战国策·魏策二》："昔者帝女令仪狄作酒而美，进之禹，禹饮而甘之。"除此之外，《世本》亦讲道："少康作秫酒。"少康即杜康，是夏朝第五代国君。这些记载说明，在4000多年前的夏代，酿酒业已发展到一定水平，故后世有"仪狄造酒"及"何以解忧？唯有杜康"之说。这里杜康已成了酒的代名词。

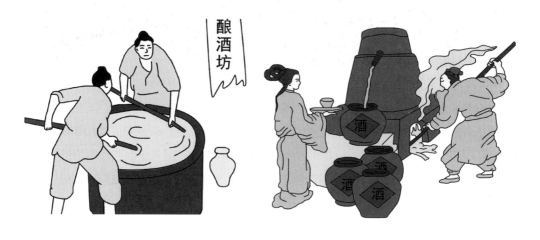

二、药酒的发展

我国最原始的药酒酿制方，出现在春秋战国时期。1973年发掘的马王堆汉墓出土的《五十二病方》记载了内外用药，用其治疗疽、蛇伤、疥癣等疾病的药酒方30余种。同期出土的帛书《养生方》《杂疗方》中，有很多资料不完整，但依然能辨认出药酒的配方、酿制工艺等方面的记述，其中相对完整的是《养生方》"醪利中"的第二方，此酿酒方包含了整个药酒制作过程、服用方法和功能主治等内容，是酿制药酒工艺最早的完整记载，也是我国药学史上重要史料。所以说，中国的药酒在先秦时期就有了一定的发展。

汉代，随着中药方剂的发展，药酒就逐渐成为其中的一个部分，并且在治疗疾病中发挥了重要作用，例如《史记·扁鹊仓公列传》收载了西汉名医淳于意的25个医案，这是中国目前所见最早的医案记载，其中列举了2例以药酒治病的医案。东汉·张仲景《伤寒杂病论》中载有"妇人六十二种风，腹中血气刺痛，红蓝花酒主之"。至于他在书中记载以酒煎药或服药的方例，则更为普遍。

隋唐时代，为药酒使用较为普遍的时期，记载最为丰富的是孙思邈的《备急千金要方》，共有药酒方80余种，涉及补益强身、内科、外科、妇科等几个方面。《备急千金要方·风毒脚气》中专有"酒醴"一节，共载酒方16种，《千金翼方·诸酒》载酒方20

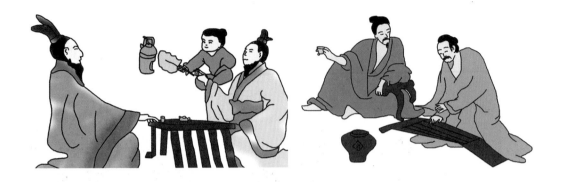

种，为我国现存医学著作中最早对药酒的专题综述。

宋元时期，因为科学技术的发展，制酒事业也有所发展，朱翼中在政和年间撰著了《酒经》，又名《北山酒经》，它是继北魏《齐民要术》后一部关于制曲和酿酒的专著。此书上卷是论酒，中卷论曲，下卷论酿酒之法，由此可见，当时对制曲原料的处理及操作技术都有了一定的进步。"煮酒"一节谈加热杀菌以存酒液的方法，比欧洲要早数百年，为中国首创。当时，因为雕版印刷的发明，以及官府对医学事业的重视，使中医临床和理论得到了发展。对药酒的作用，也逐渐从临床上升到理论。药酒的治病范围也相对集中，向保健养身方面发展，如"治一切风通用浸酒药二十二道""治风腰脚疼痛通用浸酒药十四道"。另在药酒专门方中，出现了较多的养身延年、美容保健方剂。当时，用药材制曲的方法已开始盛行，单在《北山酒经》中就记载了13种药曲。如香桂曲，配用了木香、肉桂、防风、杏仁等药品；瑶泉曲，配用了防风、白附子、槟榔、胡椒、桂花、丁香、人参、天南星、茯苓、白芷、川芎、肉豆蔻等药物。并认为做药酒以东阳酒最佳："用制诸药良"，其酒自古擅名，清香远达，色复金色，饮之至醉，不头痛，不口干，不作泻，其水称之重于他水，邻邑所造俱不然，皆水土之美也。

明代的药物学家李时珍的不朽著作《本草纲目》中有数十种药酒配方，《普济方》通卷收集了药酒配方300余种。此外，吴昆的《医方考》、陈梦雷的《医部全录》、王肯堂的《证治准绳》、龚庭贤的《寿世保元》和《万病回春》，方贤编定的《奇效良方》等收录了大量的药酒配方。明代的民间酿酒作坊已经有药酒出售，如薏仁酒、羊羔酒等。

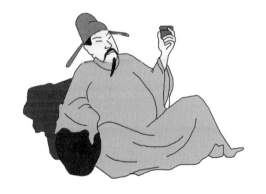

清代药酒进一步发展，新的配方不断出现，项有清的《同寿录》、王孟英的《随息居饮食谱》、汪昂的《医方集解》、吴谦等的《医宗金鉴》、孙伟的《良朋汇集经验神方》等，从各个角度记录了相当多的药酒方剂。

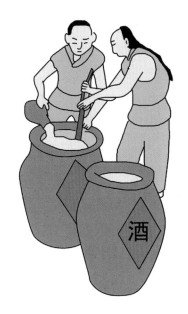

1949年后，政府对中医中药事业的发展非常重视，建立了很多中医医院、中医药院校，开办药厂，发展中药事业，使药酒的研制工作呈现出新的局面。

近50年，药酒在继承传统基础上，采取现代科学技术，药酒的质量大大提高。例如，根据宋代名方、以绍兴名水酿成的饮料酒配制的十全大补酒，根据古方研制的金童常乐酒，根据清朝宫廷配方研制的清宫大补酒等，以及传统中药名酒五加皮酒、史国公药酒、龟龄集酒等。

药酒酿制，不但继承了传统制作经验，还吸取了现代科学技术，使药酒生产趋向于标准化。为了提高质量管理，有些药酒还列入了国家药典。因为药酒生产单位和医疗部门进行科研协作，保证了临床疗效的可靠性。药酒的发展，不但渐渐满足了人们的需要，还打入了国际市场，博得了国际友人的欢迎。

三、药酒的命名

最古老的药酒方和其他中药方剂一样是没有名称的，在马王堆出土的帛书中记载的药酒方，就没有具体的名称。这种情况在唐代方书中仍保留很多，例如《备急千金要方·脾脏下》的"治下痢绞痛肠滑不可差方"，《外台秘要》卷15的"疗风痹瘾疹方"等。直至先秦及汉代才有了最早的药酒命名，例如《内经》中的"鸡矢醴"，《金匮要略》中的"红兰花酒"和《伤寒杂病论》中的"麻黄醇酒汤"等，此类命名方法多以单味药或一方中主药的药名作为药酒名称，此方法成为后世药酒命名的重要方法。汉代之后，药酒命名的方法日渐增多，传统命名的方法，归类有下列几种。

（1）单味药配制的酒，用药名作为酒名，例如鹿茸酒。

（2）两味药制成的药酒，大多两药联名，例如五倍子白矾酒。

（3）多味药制成的酒用一个或两个主药命名，如羌独活酒；或用概要易记的方法命名，例如五蛇酒、五精酒、五枝酒、二藤酒。

（4）以人名为药酒名称，例如仓公酒、史国公酒、北地太守酒等，以表纪念。为了区别，有时也用人名与药名或功效联名的，例如崔氏地黄酒，周公百岁酒等。

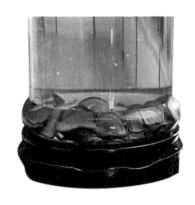

（5）以功能主治命名，例如安胎当归酒、愈风酒、红颜酒、腰痛酒。这一命名方法，在传统命名方法中也占一定比重。

（6）以中药方剂的名称直接作为药酒名称，例如十全大补酒、八珍酒等。

除此之外，还有一些从其他各种角度来命名的药酒，例如白药酒、玉液酒、紫酒、仙酒、青囊酒等。

第二节 药酒的作用与特点

药酒，是由酒与药物配制而成。药酒的作用包含着"酒的作用和药物功效"的双重作用。酒、药结合，酒的"内走脏腑、外达皮肤"的通脉功能会将原药材的药效送达于肌体所需之处，随即使得酒效和药效相得益彰。就其总体而言，药酒的作用非常广泛，既有补益人体之阴、阳、气、血的补性药酒，也有祛邪治病的药性药酒，其作用也有区别。如以补虚强壮为主的养生保健美容药酒，主要作用有滋补气血、温肾壮阳、养胃生精、强心安神、抗老防衰、延年益寿；以治病为主的药性药酒，主要作用有祛风散寒、止咳平喘、清热解毒、养血活血、舒经通络等。

一、药酒的作用

中医学认为，酒为水谷之气，味辛、甘，性热，有小毒，入心、肝、肾三经，有畅通血脉、活血行气、祛风散寒、通络止痛、健脾养胃、杀虫辟瘴、消冷积、厚肠胃、促消化及引药上行、助运药力等诸多作用，可通行经络、上窜巅顶、外达皮腠、旁通四肢，不仅可直接药用，治疗寒滞经脉、

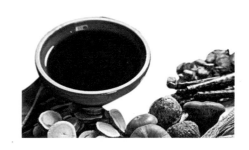

瘀血内阻、风湿痹阻等引起的痛证、痹证、痿证、诸虚劳损、精神不振、肢体疼痛拘挛、胸痛彻背、劳累后体倦神乏等多种疾病；还能用来炮制药物，增强药物温阳散结、活血逐瘀的作用，反佐或缓和苦寒药物的药性，降低一些药物的不良反应；还能同其他药物制成药酒，具有防病治病、养生保健、延年益寿的作用。

现代研究证实，酒对人体各个系统都有影响，总体来说，适当饮酒对人类健康具有下列5种益处。

（一）营养机体

虽然白酒含乙醇较多，营养价值有限，但是黄酒、葡萄酒、啤酒等都含有比较丰富的营养成分。其中，黄酒含有糖分、糊精、有机酸、氨基酸和多种维生素等，氨基酸的数量、种类更是酒中之冠，营养价值极高。葡萄酒含葡萄糖、果糖、戊糖、多种氨基酸、维生素C、维生素D等多种营养成分，营养价值与新鲜水果相近，除此之外，还含有多种有机酸、矿物质等。啤酒含有糖类、蛋白质、17种氨基酸、多种维生素，以及钙、磷、铁等微量元素，1L啤酒可为人体提供1776kJ热能，同4只鸡蛋或500g牛奶相近，营养十分丰富，享有"液体面包"的美誉。

（二）促进消化

现代研究证实，乙醇含量在10%左右时可以增加胃液与胃酸分泌，促进消化，增强食欲。国外实验发现，适量饮酒一小时后，人体内胰岛素含量明显增多。饭前适量饮酒，能增强胃肠道对食物的消化和吸收，弥补中老年人消化功能降低的缺陷。

（三）改善循环

适量饮用葡萄酒，可以使血中的高密度脂蛋白增加，有利于胆固醇从动脉壁输送至肝脏，还可以促进纤维蛋白溶解，减少血小板聚集和血栓形成，达到活血化瘀的作用，可降低冠心病发生和猝死的概率。

（四）畅达情志

一旦人们长期处于孤独和紧张的状态，很容易发生疾病。少量饮酒可以减弱大脑皮层的抑制功能，达到消除疲劳、振奋精神、减少抑郁、调节心理的作用，有利于缓和人的忧虑和紧张心理，提高安定感，增加生活情趣，对老年人更是如此。日本有些养老院针对许多老年人易发怒、易不满、孤独不快，和其他令人费解的古怪性情，用一两杯酒替代一般服用的镇静与心情舒展药物，结果养老院的气氛缓和了很多，而且睡眠不好的老人从过去的40％下降到了18％。

（五）延年益寿

多数研究表明，适量饮酒者比不饮酒者健康长寿。对老年人来说，少量饮酒更是健身灵丹。美国的生物统计学者为了证实这一事实，对94对兄弟进行了长期的追踪调查，结果显示适量饮酒者要比不饮酒者长寿。最后因为不饮酒的那组对象都已去世，追踪调查才不得不终止。调查同时表明，长寿的主要原因是心血管疾病的发生概率较低。

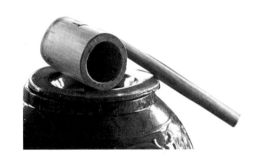

二、药酒的特点

中国药酒的应用之所以延绵数千年，而且越来越多的人至今依旧选用药酒，是因为药酒确实具有许多独特的优点和特点。

（一）酒有协同作用，可以提高疗效

药酒是一种加入中药的酒，而酒自身就有一定的保健作用，酒能促进人体胃肠活动，帮助消化吸收，增强血液循环，促进组织代谢，增加细胞活力。所以中医认为其性热，走而不守，既有调和气血、贯通络脉之功，又有振阳除寒、祛湿散风之效。

（二）有利于有效成分的溶出

酒是一种良好的有机溶媒，它的主要成分为乙醇，有良好的穿透性，易于进入药材组织细胞中，能使药材里的大多数水溶性成分和水不能溶解、需用非极性溶解的有机物质溶解出来，可更好地发挥中药原有的综合作用，服用后还可借酒的宣行药势之力，促进药物疗效最大程度地迅速发挥。

（三）适应范围广

可按不同的中药配方，酿造成不同药酒来治疗不同的病症，凡临床各科200余种常见病、多发病和部分疑难病症均可疗之。除此之外，药酒既能治病防病，还可以养生保健、美容润肤，又能作病后调养。日常饮用得当还能延年益寿。

（四）口感好，人们乐于接受

一杯口味醇正、香气浓郁的药酒，既无古人说的"良药苦口"的烦恼，也无现代打针输液的痛苦，给人们带来的是一种佳酿美酒的享受，所以人们乐意接受。

（五）吸收迅速，起效快

服用药酒后，吸收迅速，可及早发挥药效。由于人体对酒的吸收较快，药物之性（药力）通过酒的吸收而进入血液循环，流布全身，可较快地发挥治疗作用。

（六）剂量小，便于服用

药酒方中，虽然药味庞杂众多，但制成药酒后，其药物中有效成分均溶于酒中，剂量较之汤剂、丸剂明显缩小，饮用起来也很方便。

（七）制作方便

药酒制作方便，只需要有能密封的合适容器，把药材浸泡在酒中密封至少7～15天即可制成，一般家庭均可以制作。

（八）稳定性好

因为酒有防腐、消毒功效，能防止细菌的滋生，提高药酒的稳定性。在药酒含乙醇40%以上时，能延缓许多药物的水解，增强其稳定性。

用酒浸药，不但能使药物的有效成分溶解出来，使人易于吸收，因为酒性善行，可以宣通血脉，还可借以引导药物的效能到达需要治疗的部位，从而提高药效。除此之外，药物酒渍不易腐坏，方便保存，可以随时饮用。所以药酒为历代医家和患者所喜爱。

三、药酒的局限性

药酒在医疗上虽然应用范围广，但是部分人群和多种疾病患者不宜采用药酒治疗，尤其是不宜用白酒配制的药酒治疗，这就是药酒的局限性。

（一）不宜饮用药酒的人群

（1）儿童、青少年不宜饮酒，也不宜用药酒治疗疾病，由于儿童、青少年身体发育尚未成熟，正处于生长发育阶段，脏器功能尚不齐全，因此不宜服用药酒。

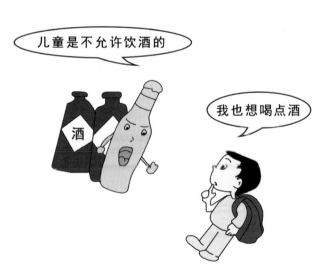

（2）妇女有经、带、胎、产等生理特点，在妊娠期、哺乳期不宜饮用药酒，在行经期，若月经正常也不宜服用活血功能较强的药酒，尤其是用白酒配制的药酒。

（3）对酒精过敏的人或患皮肤病的人应禁用或慎用药酒。

（4）年老体弱者，由于新陈代谢缓慢，肝脏解毒能力低，不宜饮用高浓度白酒配制的药酒。老年人服用的药酒最好用低度米酒、黄酒或果酒配制。

（二）不宜用药酒治疗的疾病

（1）肝炎：肝炎患者肝脏生理功能降低，解毒能力差，饮用药酒后因为酒精在肝脏内积聚，导致肝细胞受到伤害，因此解毒能力进一步降低，使肝炎病情加重，加速肝硬化。

酒精还是胃蛋白酶的抑制剂，影响人体对蛋白酶的摄取，降低食物的消化吸收，致使肝炎患者发生营养不良性肝硬变。

（2）高血压：高血压患者应戒酒，不宜饮用药酒治疗高血压，否则会使高血压患者的收缩压与舒张压均随饮酒量增加而升高，血压越高，心、脑、肾的并发症发病率也越高，其寿命越短。所以长期饮用含乙醇含量高的饮料，会加重高血压及其并发症的发生。

（3）冠心病、心脑血管疾病、糖尿病患者不宜饮酒，也不宜用药酒治疗这些疾病。

（4）消化系统溃疡：如胃溃疡、十二指肠溃疡患者不宜饮酒，也不宜饮用药酒治疗。

（5）肺结核：浸润性肺结核、空洞性肺结核病患者均不宜饮酒，也不宜饮用药酒治疗。

（6）癫痫、心脏功能不全、慢性肾功能衰竭等患者不宜饮酒，也不宜用药酒治疗这几种疾病。

第三节　药酒的制作与储存

从目前流传的文献来看，在我国第一部药物著作——《神农本草经》中，只记载药物宜酒渍及不可入酒者，没有提到药酒的制作。直至公元500年左右，南朝梁陶弘景的《本草经集注》才有"凡渍药酒，随寒暑日数，视其浓烈，便可漉出，不必待至酒尽也。滓可曝燥，微捣更渍饮之"的记载。唐代孙思邈《备急千金要方·酒醴第四》也有专门论述，"凡合药酒皆薄切药，以药袋盛药，内酒中，密封头。春夏四五日，秋冬七八日，皆以味足为度，去滓服，酒尽后，其滓捣，酒服方寸匕，日三；大法：冬宜服酒，至立春宜停"。

后来，各家著作对药酒的制作也有类似论述，归类起来大致可分3类：

（1）药物加工，切细成料后直接用酒浸渍而成。

（2）药物用水煮汁加曲酿制而成。

（3）药物用水煮汁酿酒，再浸渍其他药料而成。

例如《千金翼方》中的杜仲酒、麻子酒就是分别用第一种、第二种方法制作而成的。《备急千金要方》中的术膏酒就是用的第三种方法。大概涉及酒的选择，药料的取材和加工，制备方法，过滤澄清等几个方面。

一、药酒配方

通常，不同基质酒有着不同的作用，不同药物也有着不同的作用。所以在制作药酒前，首先要在中医师的指导下，选好药酒配方。养生保健酒要适时饮用、因人而异，根据个人体质特点在不同时节饮不同的药酒，例如除夕饮屠苏酒益气温阳、避除疫疠、重阳节饮菊花酒抗老防衰，夏季饮杨梅酒预防中暑等。制作理伤疗疾酒，则应根据疾病的中医证型和发展阶段选用合适的配方。

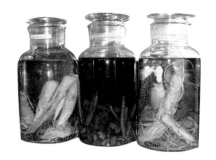

二、入酒药材

目前，中药材千差万别，所选择的中药材如果质量不好，非但不能起到治疗或养生保健的作用，反而还可能对人体的健康有害。

（一）选择品质好的道地药材

道地药材主要是指在一特定自然条件、生态环境的地域内所产的药材，由于生产

较为集中，栽培技术、采收加工也都有一定的讲究，
导致相对于同种药材在不同地区所产者品质佳、疗效
好。道地，也代表了质量地道，也就是功效地道实
在，确切可靠。道地药材被当作古代中医辨别优质中
药材的独具特色的标准，也是我国中药行业一个约定
俗成的中药质量概念。

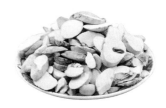

　　同种异地出产的药材，在质量上有明显差异，例如
人参、地黄、杜仲、当归等，产地不同，药效差异就会
很大。通常将某地出产的药材称为"道地药材"，而其他
产地出产的则称为"非道地药材"；产于浙江的贝母，称
为浙贝母、大贝母或象贝母，长于清肺祛痰，主要用于

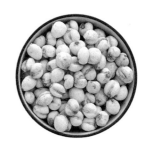

治疗痰热蕴肺之咳嗽；而产于四川的川贝母，长于润肺止咳，主要用于治疗肺有燥热之咳
嗽、虚劳咳嗽。选用泡药酒用的中药材时，尽量选用道地药材。经常得到人们赞誉的道地
药材，如甘肃的当归，宁夏的枸杞子，四川的黄连、附子，内蒙古的甘草，吉林的人参，
山西的黄芪、党参，河南的牛膝、地黄、山药、菊花，江苏的苍术，云南的茯苓、三七等。

（二）选择规范的炮制品

　　中药通过炮制，可以起到以下作用。

　　（1）增强疗效：活血通络、调经止痛、祛风除湿之药大
多用酒制以助归经入血分增效，例如当归、川芎、威灵仙
等；疏肝理气、活血祛瘀、行气止痛之药多用醋制入肝以助
功效，例如延胡索、香附、柴胡、乳香等；强腰膝、补肝
肾、固精壮阳、滋阴泻火之药多用盐制下行入肾以增药效，
例如杜仲、巴戟天、小茴香、知母等；止咳化痰、温胃止呕
之药多用姜制，以助归脾胃经增效，例如黄连、竹茹、厚朴、草
果等。

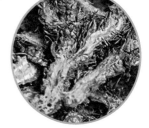

　　（2）降低毒副作用：川乌、草乌、附子、马钱子生用有毒，经用辅料甘草和黑豆
煎煮加工后，可祛除其毒性，方可内服。

　　（3）改变药性：如何首乌有生津润燥、滑肠通便等作用，但经黑豆汁蒸煮后，却
有补肝肾、益精血、乌须发的功效。

　　（4）有利于有效成分溶出：如石膏、自然铜、龙骨、牡蛎、石决明、穿山甲等，

这类药物质地坚硬，不易粉碎，难以制剂和调剂，而且在短时间内也不易煎出有效成分，所以必须经过炮制，采用煅、煅淬、砂烫等炮制方法使其质地变为酥脆，方便粉碎，才能使有效成分易于煎出。

中医学认为，各种药物都具有一定的特性，或偏于寒或偏于热，或升或降，或苦或咸，或归经不同。利用此不同的特性，补偏救弊，调整机体阴阳气血的偏胜偏衰，从而恢复生理平衡，达到治疗疾病的目的。这些不同的特性统称为药性理论。内容包括四气五味、升降浮沉、归经等，为药物本身固有的。为此，对中药进行加工炮制，或制其形，或制其性，或制其味，或制其质，能调整或改变药性，或降其毒，或纠其偏，或增其效，或攻其专等，取其所需满足临床用药。

三、酒的选择

唐代时期，中国第一部药典《新修本草》就有明确规定："凡作酒醴须曲""诸酒醇醴不同，唯米酒入药"。因此可知，当时的药用酒是采用以曲酿造的米酒。宋代到明代，依旧是以曲酿造的米酒做药用酒。到清代渐渐普及用白酒（烧酒）作药用酒。1970年、1985年版的《中华人民共和国药典》（以下简称《药典》）规定，酒剂系指药材用白酒浸提制成的澄清液体制剂。并明确表示，生产酒剂使用的白酒，须符合卫生部关于白酒的质量标准的规定。1982年由原国家标准管理局发布的白酒标准中，既包括用谷类原料制成的白酒，也包括用薯干为原料制得的白酒，两种白酒在检测"标准"上允许有一定的差异：以60°白酒为例（高于或低于60°者，按60°折算），在甲醇限量上，以谷类制得的白酒应≤0.04g/100ml，而薯类制得的白酒，则允许≤0.12g/100ml；在氰化物方面，谷类白酒应≤2mg/L，薯干白酒允许≤5mg/L；在杂醇酒项上，谷类白酒应≤0.20g/100ml，包括薯类在内的其他白酒则是≤0.15g/100ml；剩余在铅、锰的限量上，两种白酒的标准是一致的，均为≤1mg/L。

此后，《中国药典》对酒剂的规定有不断的修订。1990年版《中国药典》规定："酒剂系指药材用蒸馏酒浸提制成的澄清液体制剂，其生产酒剂所用的蒸馏酒，须符合卫生部关于蒸馏酒质量标准的规定。内服酒剂应以谷类酒为原料。"1995年版《中国药典》仅一句话"生产内服酒剂应以谷类酒为原料"。

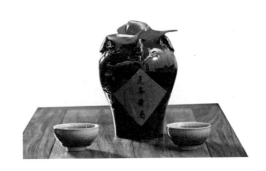

酒的选择除了应严格遵守国家规定的标准外，还应该注意传统的质量标准，如高粱等谷类酿制的酒类，具有无色透明、不浑浊、无沉淀物、气香、口味纯正等特点，以致酿成的药酒香气浓郁悠久。除此之外，还须正确把握好原料酒的浓度与用量，通常来说，滋补类药酒采用的原料酒浓度低一些，祛风湿类药酒由于祛风活血的需要，所采用原料酒浓度可以高一些。按照各种药酒的性能，掌握好酒的浓度，尤其重要。如酒的浓度过低，部分苦味质及杂质等易溶出，影响到药酒的气味，而且药料吸水多时，体积膨胀，难以去渣，损失较大；若酒的浓度过高，则药料中的少量水分被吸收，质变坚实，有效成分反难溶出，刺激性亦强，因此应掌握适度。

四、制酒工具

在配制药酒前，须准备好配制时所需的容器、加工器材，以及封口器等所需器具。家庭制备药酒以密封良好、5L左右的玻璃瓶为佳。

通常，配制药酒所需的浸酒器应该满足下列几点。

（1）容量足够大，便于浸泡药物，防止药液外溢。

（2）容器有盖，防止水分过分蒸发，更好地溶出有效成分并防止乙醇及挥发性的中药蒸发散失。

（3）成分应稳定，避免和中药的有效成分发生化学反应，影响疗效。

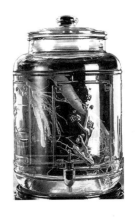

因为中药材一般都需要进行浸泡、加热等处理，故选择浸酒器具还须遵循煎药器具的一般原则。根据中医传统的习惯，煎煮中药通常选用砂锅。金属如铁、铜、锡此类的器皿，煎煮药物时容易发生沉淀，降低溶解度，甚至器皿自身会与药物及乙醇产生化学反应，影响药性的正常发挥。因此，配制药酒应选用非金属容器，例如砂锅、瓦坛、瓷瓶、玻璃器皿等。但是，药酒的制作有其特殊要求的除外。

五、制酒方法

首先应选用合适的容器，通常选择可密封的陶瓷罐、玻璃瓶等，因为此类容器是惰性的，不会同酒及药物发生反应。盛装药酒的容器，切记要保证清洁干净，可以在盛装药酒前，用开水烫一烫，或用75%乙醇进行消毒。

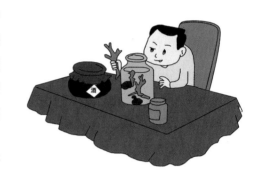

家庭制作药酒，采用浸泡法。将炮制好的药材洗净，置于准备好的瓶或罐中，第一次加入8～10倍量的酒，密封浸泡7天以上，便能取出服用，在取出服用过程中，可以继续不断添加不超过10倍量的酒。若是外用药酒，则以3～5倍较好，此法酿成的药酒浓度高，便于外用时有足够的用药剂量，达到治疗功效。

所用药材若能切成薄片最佳，若泡酒容器比较大，药材自身比较小或是贵重的药材，如人参、天麻、冬虫夏草、贝母、阿胶、枸杞子等也可以不切片，直接放入，浸泡的时间稍微长一些便可，若浸泡半个月或一个月，再粗大的药材，其有效成分也基本可以浸出来了。

储存药酒的位置，须选在阴凉处，温度在10～25℃最佳，且存放位置的温度变化不宜过大。另外，药酒不可以与煤油、汽油及腥、臭等怪味较大、刺激味较浓或其他有毒物品存放到一处，以免药酒串味，影响饮用；还应当注意防火，不可以将药酒同蜡烛、油灯等物品放置一处。

夏季贮存药酒时，应当避免药酒被阳光直接照射，这是因为药酒中部分成分遇到强光会发生分解。如果被强烈的阳光直接照射，会导致药酒内有效成分的损失，使其药物的作用降低。在冬季时，应避免药酒因受冻而变质，温度不宜低于−5℃。

六、药酒澄清

药酒为药材经白酒浸渍、渗漉或回流所得的含醇液体，药材被白酒浸渍时，不仅药材自身的细微碎屑和部分黏附于药材表面的泥屑杂质会混入浸出酒液内，而且药材细胞破裂后，黏液质、树胶、淀粉、蛋白质等部分大分子物质也混入浸出酒液内，使其成混悬液。其中一些粒子，通过一定时间便沉淀于容器底部。因此药酒在作为成品装灌之前，都应该作澄清过滤处理，去除悬浮与沉淀物。从前药酒澄清是将酒与药材密封至大缸中，静置1～2个月，使其自然沉淀，再取其上面的清液过滤后灌瓶出售。现在一些单位使用蛋白质沉淀法，采用新鲜蛋清为沉淀剂，利用蛋白质与鞣质在酒中充分反应，形成鞣酸蛋白沉淀的原理，除去沉淀。此方法的优点为药酒澄明度较高，成品稳定性佳，味醇厚而爽口。但是，影响药酒中蛋白澄清效果的因素很多，故操作要求非常严格，尤其是蛋白用量一定应按照先小量预试，确定后再批量进行。对一些有效成分可以同蛋白质反应产生沉淀的药酒则不适合采用此法。

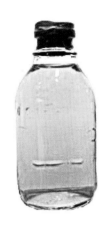

随着健康事业的发展，对药酒生产的卫生要求也逐渐增高。所以，在整个药酒生产过程中的灭菌工艺也逐渐受到重视。常用的方法包括：①原药材灭菌。先用红外快速测水仪测得原料粗粉的含水量，然后按照含水量分别加入高浓度的白酒，使之浓度达到75％，达到灭菌目的。然后再根据酒工艺进行生产。②红外线灭菌法。将成品药酒放入装有红外线灯的灭菌装置中，根据规定温度保持一定时间进行灭菌。③回流灭菌。将灌装前的酒放入回流装置中，根据规定的时间（15～30分钟）和温度（80～85℃）回流灭菌。④保温灭菌。将成品药酒置于灭菌锅内，加热并保温灭菌。⑤除菌板过滤灭菌法。将灌装前药酒，应用除菌板，进行过滤灭菌。

一些单位将各种灭菌方法作了实验对比，显示红外线灭菌与保温灭菌法灭菌效果较好，但是否影响药酒的疗效须进一步研究。原料药灭菌若可避免各种工艺流程中的再污染问题，就可达到卫生标准，这种方法能避免加热等因素导致的问题。过滤除菌应用于药酒灭菌生产的酒剂批批都达到卫生标准，杂菌、真菌总数通常可控制在10～30个/ml，不但除菌彻底，而且色、香、味都没有改变，与此同时也增加了药酒的澄清度。这种方法设备简易、效果稳定、方法简单，不影响疗效，为药酒除菌中一个较可靠的方法。

七、药酒储存

由于药酒中含有乙醇，故不易变质，但如果储存与保管不当，也会变质或污染，轻则影响疗效，重则不能饮用。因此，应当掌握药酒储存和保管的基本知识。

（1）用来配制或盛装药酒的容器必须清洗干净，并用开水煮沸消毒，或用75%的乙醇消毒，并晾干、烤干，以免混入水液，感染细菌。

（2）药酒配制好后，应当及时装入有盖且成分稳定的容器里，以细口、长颈的玻璃瓶为宜，并将容器口密封好，避免与外界空气接触而变质。药酒不能存放在金属容器内，因为时间长了易发生化学变化，导致药酒变质。

（3）家庭自制的药酒需要贴上标签，写明药酒的名称、主要功效、配制时间、用法、有效日期等内容，外用药酒还应当贴上醒目的标签，以免时间久了出现混淆，导致误用、错饮而引起不良反应。通常情况下，用酒精浓度低于20°的黄酒、糯米酒等浸泡的药酒，保质期为1个月；用50°以上的白酒配制的药酒，保质期为2~3年。

（4）药酒宜储存在环境清洁、空气清新、温度变化较小的地方，最佳存储温度为10~25℃；且不能与有机溶剂（例如香蕉水、甲醛）、化妆品、汽油、煤油、沐浴露等气味浓烈、刺激性大的物品放在一处，以免串味或污染。此外，要注意防火，不要与蜡烛、油灯等明火放在一处，以免发生火灾。

（5）夏季储存药酒时，注意要避免阳光直接照射。因为强烈的光照可以破坏药酒中有效成分的稳定性，从而降低药酒的功效。冬季储存药酒时，应当注意储存温度不应低于-5℃，尤其是用黄酒或米酒配制的药酒，要避免受冻变质。

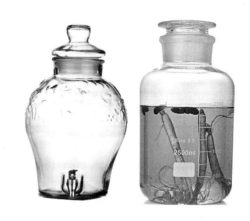

（6）使用药酒时，应注意密封，最好每次多盛一些，以减少开启次数。同时，要尽量避免药酒与空气接触，导致功效降低或变质。

药酒的服用与禁忌

药酒虽然对人体有一定的帮助，但是药酒的服用也非常有讲究，并非所有人都适用。由于配制药材的种类、数量以及基酒不同，各种药酒都有自己的特有性能和适用范围，如果不加以选择而乱饮暴饮，则非但无益，反而有害。因此，合理地使用药酒，才能避免药酒的副作用，发挥其优点和特长，从而达到应有疗效。

一、药酒选用

选用药酒应因人因病而异，若选用滋补药酒时应考虑到人的体质，若形体消瘦的人，多偏于阴虚血亏，宜生火，伤津，适合选用滋阴补血的药酒；形体肥胖的人，多偏于阳衰气虚，容易生痰、怕冷，适合选用补心安神的药酒。选用以治病为主的药酒，更应随证选用，应该在中医师的指导下选用为佳，故应选用有针对性的适宜药酒。药酒既能治病，又可以强身，

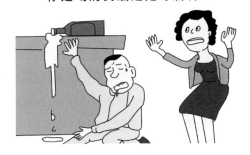

你是喝的药酒还是毒酒啊？

这并不表示任何药酒都能包治百病，患者随意服用一种药酒，就能见效。饮用者一定要仔细挑选，认清自身的病症与身体状况，要有明确的目的选用，切忌人用亦用，见酒就饮。

选用药酒应按照人体需要，人的机体状况一般包括3种：一为健康机体，脏腑经络功能正常，阴阳气血津液调和，无任何不适的感觉；二为亚健康机体，脏腑经络功能异常，阴阳气血津液失调，虽然感觉不适，但是可以自行恢复。三为生病机体，脏腑经络功能异常，阴阳气血津液失调，感觉明显不适，需要外界干预方可恢复正常。

其中，健康机体无需服用特定药酒，可适量服用一些养生药酒；亚健康机体宜服用养生药酒，或者短期服用一些作用平和的治疗类药酒，如阳盛于阴选用滋阴药酒，阴盛

于阳选用助阳药酒；生病机体复杂一些，应按照阴阳、表里、寒热、虚实的不同，长期或者短期服用适宜的治疗类药酒。例如，阳痿既可能因肾阳虚损引起，也可能因湿热蕴结引起，前者应当服用补肾壮阳酒，后者应当服用清热利湿酒，反之肾阳更虚、湿热更甚、阳痿更重。

二、科学服用

（一）服用要适量

古今中外对饮酒利害均有所争议，关键在饮量的多少。宋代邵雍诗曰："人不善饮酒，唯喜饮之多；人或善饮酒，难喜饮之和。饮多成酩酊，酩酊身遂疴；饮和成醺酣，醺酣颜遂酡。"这里的"和"即是适度，无太过，亦无不及。太过伤损身体，不及等于无饮，更起不到养生作用。即使是滋补类药酒，也不宜多饮。例如体质壮实无病的人，过量服用含人参的补酒，会导致胸腹

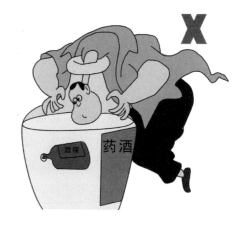

胀闷、不思饮食；多服含鹿茸的补酒，会导致发热、烦躁甚至鼻出血等症状。所以，饮用药酒的量应当按照各人的耐受力和使用目的而定，通常以每次饮用10～30ml为宜。平时习惯饮酒的人，饮用药酒的量可以稍多于一般人，但也要注意分寸，不宜过量。年老体弱者，应当适当减少饮用量。不善饮的人饮用药酒，应从小剂量开始，逐步递增到需要服用的量，也可以将药酒按（1：1）～（1：10）的比例与加糖的冷开水混合，再按量服用。此外，治疗性的药酒，病愈后通常不宜再服。滋补性药酒则需较长时间饮服，才能奏效。

（二）辨证服用

服用药酒通常需要经过中医师诊疗后，进行辨证服用。每一种酒都有其适应范围，超过适应范围不但不能够达到强身健体或治病调养的疗效，反而还可能加重病情，甚至

引起中毒等不良反应。特别是保健类药酒，更应当根据自身的年龄、体质强弱、嗜好等选择性服用。因为保健性药酒大多以补益强身为主，对选择不够重视，如果使用不当，则容易产生不良后果。而一般治病的药酒，大多功效、主治比较明确，患者也是在经过医生明确诊断后再选择服用。

（三）适时服用

为了充分发挥药酒的功效，减少其副作用，在服用时间上需要特别注意。饭前服，一般是指饭前10～60分钟内饮用。饭后服，则是指在饭后15～30分钟内饮用，因为这时胃中有食物，可以减轻药酒对胃的刺激。空腹服用，主要为了使药酒中的药物迅速进入胃肠，并且被充分吸收。睡前服，是指睡前15～30分钟内服用，能及时入眠。

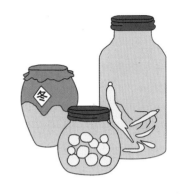

（四）区分内服、外用

药酒通常分为外用和内服两种，大多数不能混用。原因有3个方面：一是外用药酒大多含有有毒物质，外用时人体吸收较少，内服则人体吸收多，容易出现中毒反应，因此应当以外用为佳。二是某些内服药酒中的有效成分必须与胃酸反应才能起到作用，外用则无效；三是内服药酒在体内缓慢吸收、持续起效，改外用后可能由于药力过猛而导致一些不良后果。

（五）遵医嘱服用

任何养生方法的实践都应持之以恒，方可受益，饮酒养生亦是如此。唐代大医学家孙思邈说："凡服药酒，欲得使酒气相接，无得断绝，绝则不得药力。多少皆以和为度，不可令醉及吐，则大损人也。"孙思邈说的经年累月、坚

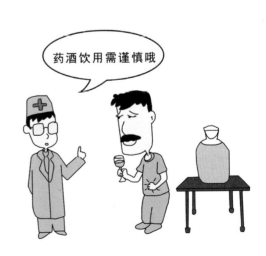

药酒饮用需谨慎哦

持终身饮用，应该指在一段时间里要持之以恒。一般药酒分为治疗性药酒与滋补养生性药酒两类，治疗性药酒有特定的医疗功效，而市场上常见的药酒则以滋补养生性药酒为主，通常都具有养生保健的功效，只有很少一部分才可作为日常使用（主要包括有枸杞子、黄芪等）。因此饮用药酒的时间长短应由医师决定为妥。

三、服用禁忌

（一）药酒的适用范围

由于药酒具有"药食同用"的特点，接受的人群广泛，所以药酒的适用范围逐渐增加。其适用于下列几点。

（1）可以预防疾病：因为药酒中，酒和药材有补益健身之功效，将二者混合后更能提高功效，使人体的免疫功能与抗病能力提高，以防病邪对人体造成侵害。

（2）可以养生保健，益寿延年：坚持饮用适量的保健药酒，可保持人体精力旺盛，延长人的寿命，使其达到最高极限。对年老体弱者非常适用。

（3）可以用作病后调养与辅助治疗：药酒可促进血液循环，加之酒中的药物成分，可更快地加速病体早日康复。

（4）可以美容润肤：使其面色红润，皮肤有光泽，进而保持人体的外貌美观。

（5）具有一定的治疗功效：药酒可以治疗的疾病很多，主要有内科、妇科、儿科、外科、骨伤科、皮肤科、眼科和耳鼻喉科，各科中190多种常见多发病与部分疑难病症均可治疗，不论急性疾病或者慢性疾病均可适用，且疗效显著，受到广大患者的欢迎。

（二）药酒与药物的禁忌

药酒具有偏性，既要避免不同作用的药酒同时、交叉使用，也要避免与某些西药混用，不然容易出现一些不良反应。

1. 引发酒精中毒

服用药酒后，若再服用头孢菌素类药物（例如头孢哌酮、头孢美唑、头孢甲肟、头孢米诺、头孢曲松、头孢唑林、头孢氨苄、头孢拉定、头孢克洛等）、硝咪唑类药物（例如甲硝唑、替硝唑、奥硝唑、塞克硝唑等）、磺胺类药物（例如磺胺嘧啶、磺胺甲噁唑等）、呋喃唑酮（痢特灵）等抗病原微生物感染药，药酒中的乙醇代谢受阻，积蓄在血液中，容易引起酒精中毒，轻则会出现面红、眼结膜充血、头晕、出汗、恶心、呕吐、口干、胸痛、心跳加快、视力下降和呼吸困难等症状，重则会

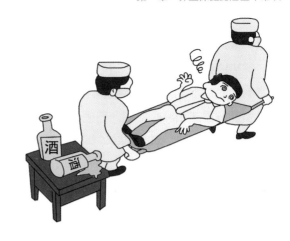

导致呼吸抑制、心律失常、休克甚至死亡。所以，使用上述药物期间及停药4～5天内禁止服用药酒。

2.降低西药疗效

药酒中所含的乙醇能够减少维生素B_1、维生素B_2及烟酸、地高辛等药物的吸收。药酒与补血剂硫酸亚铁合用后，容易形成沉淀。药酒与维生素K、卡巴克络等止血药同用，不仅能够抑制凝血因子，而且能够扩张末梢血管，对抗止血作用。此外，少量药酒还能够诱导肝药酶活性，加速异烟肼、苯巴比妥、苯妥英钠、华法林、普萘洛尔（心得安）、安乃近、甲苯磺丁脲等药物的代谢，从而降低血药浓度，造成西药的疗效降低。

3.增加毒副反应

二甲双胍、苯乙双胍（降糖灵）等降糖药物与药酒同用时，可以导致乳酸中毒。药酒与胰岛素、甲苯磺丁脲、格列本脲（优降糖）等降糖药合用，能够刺激胰岛B细胞分泌胰岛素，从而引起严重的低血糖反应和不可逆的神经系统病变，常见头晕、呕吐症状，严重者可有精神错乱、平衡失调、惊厥、昏迷等。药酒与硝酸甘油、硝酸异山梨酯（消心痛）等抗心绞痛药合用，能够抑制交感神经和血管运动中枢，减弱心肌收缩力，扩张心肌血管，轻则会加剧头痛，重则会引起血压下降、血脂升高、胃肠道不适等症状，严重者会发生昏厥。药酒与利血平、胍乙啶、地巴唑、肼苯哒嗪、硝苯地平、降压灵等降压药合用，与氢氯噻嗪（双氢克尿噻）、依他尼酸（利尿酸）、呋塞米（速尿）、氯噻酮、螺内酯等利尿药同用，均能扩张血管，使人感到头晕，出现直立性低血压、虚脱等。药酒与帕吉林（优降宁）合用，轻则会出现胸闷、呼吸困难、恶心、呕吐等不适

症状，重则因血压突然升高而出现高血压危象，甚至发生死亡。药酒与抗肿瘤药甲氨蝶呤，解热镇痛药乙酰氨基酚，抗结核药异烟肼、利福平，抗病原微生物感染药四环素、氯霉素、酮康唑等合用，均会影响胆碱的合成，从而诱发或加重肝损害，升高谷丙转氨酶，引起肝昏迷和呼吸抑制。药酒与抗过敏药赛庚啶、氯雷他定、苯海拉明、异丙嗪（非那根）、氯丙嗪、氯苯那敏（扑尔敏），与镇静催眠药苯妥英钠、苯巴比妥、氯丙嗪（冬眠灵）、氯氮䓬（利眠宁）、地西泮（安定）等合用时，能够抑制中枢神经系统，轻则使人昏昏欲睡，重则会引起呼吸困难、血压下降，甚至因呼吸中枢麻痹而发生死亡。药酒与解热镇痛药阿司匹林、氢化可的松、布洛芬、对乙酰氨基酚、吲哚美辛以及水杨酸类抗凝药等合用，能够增加药物对胃黏膜的刺激，从而抑制胃黏膜分泌，增加上皮细胞脱落，破坏胃黏膜的屏障保护，阻断维生素K在肝脏的作用，阻止凝血酶原在肝脏中的形成，进而诱发胃溃疡或引起急性出血性胃炎，加重出血。药酒与单胺氧化酶抑制剂苯乙肼等药物合用，会造成兴奋过度，容易引起血压过高而导致脑出血。药酒与地高辛等洋地黄制剂同用，会降低血钾浓度，增强机体对洋地黄类药物的敏感性，进而导致中毒。因此，要避免药酒与某些西药混用。

（三）药酒与病症的禁忌

虽然适量饮酒有宜于冠心病、脑卒中后遗症的康复，加速骨折愈合，但是肝脏疾病、原发性高血压、严重心脏病、脑卒中、骨折等患者须禁用或慎用药酒，严格把握药酒的用量与次数，切忌多饮、频饮。肝病患者的肝功能不健全，解毒能力较弱，饮酒后乙醇更易在肝内积聚，损伤肝细胞，进一步降低肝的解毒能力；原发性高血压患者收缩压与舒张压都随饮酒量的增加而渐渐升高，并导致心、脾、肾等重要器官的并发症；严重心脏病尤其是冠心病患者大量饮酒后，体内酶的活性降低，发生动脉粥样硬化的概率增加；脑卒中患者酗酒宜诱发血栓，提高疾病发生率，伴有高血压动脉硬化、糖尿病、吸烟等危险因素时更是如此；骨折后饮酒过多会损害骨骼组织的新陈代谢，使其丧失生长发育与修复损伤的能力。除此之外，酒会刺激胃肠道、咽喉部等出现激惹反应，加重胃溃疡、慢性胃炎、咽喉炎等疾病；乙醇过敏者也不可使用药酒；突发性急性病、传染病和其他严重并发症时，也须停用药酒。

（四）药酒与饮食的禁忌

中医学认为，食物分为温热、平性、寒凉3类，饮用药酒时要避免摄入性味相反的食物。服用寒凉类药酒时，不宜食用温热性食物；饮用温热类药酒时，不宜食用寒凉性食物；饮用芳香燥湿类药酒时，不宜食用肥甘厚腻食物；饮用滋阴类药酒时，不宜食用芳香温燥的食物；饮用补气类药酒时，不宜食用萝卜等破气、下气类食物。另外，中医古籍中有很多中药不可与食物同时服用，如荆芥忌鱼鳖，薄荷忌蟹肉，甘草、黄连、桔梗、乌梅忌猪肉，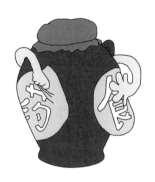
常山忌葱，地黄、何首乌忌葱、蒜和萝卜，丹参、茯苓、茯神忌醋，土茯苓、使君子忌茶等，饮用药酒时也要注意。除此之外，饮用药酒时通常不宜加糖（包括冰糖），避免影响药效，可酌情加一些蜜糖，以降低药酒对肠胃的刺激，保护肝脏，增强药效；葛花、赤小豆、绿豆、白醋等有醒酒解酒功效，不宜在饮用药酒后服用，避免降低或消除药酒功效。

（五）药酒服用的其他禁忌

（1）生理禁忌：一些特殊的生理时期不宜饮酒。如妇女月经期、妊娠期、哺乳期，以及儿童、少年等，均不适合饮用药酒。妊娠期，药酒中含有的乙醇能通过胎盘屏障，从母体进入胎儿体内，影响胎儿脑细胞的分裂与组织器官的发育。尤其是在孕期的25~33周，内服药酒容易导致胎儿发育迟缓、畸形以及智力发育障碍。

（2）年龄禁忌：儿童与少年大脑皮质功能尚不十分完善，身体器官正处在生长发育时期，可受到乙醇的伤害，引起急性胃炎、胃溃疡甚至肝硬化等疾病，故不可饮用药酒。若确实由于病情需要，也要严格监控，尽量外用，中病即止。老年人因为新陈代谢功能相对缓慢，服用药酒也应减量，不可多饮。

（3）起居禁忌：饮用药酒后，肌肤腠理舒张，容易感受风邪，不宜顶风受寒，不宜接受针灸、拔火罐、艾灸、刮痧等治疗。此外，酒对性功能多有负面影响，所以服用药酒后不宜立即行房事。

（六）忌饮酒成癖

适量饮酒是人生一种乐趣，但嗜酒成瘾则是因为长期或大量饮酒导致的一种精神障碍。一次大量饮酒会导致精神紊乱，失去控制力等，在临床上称为急性酒精中毒。而慢性酒精中毒则是因为长期饮酒导致的一种中枢神经系统的严重中毒，表现为人格改变与智能衰退逐渐加重、自私孤僻、不修边幅、对人漠不关心、情绪不稳、记忆力减退、性功能下降、震颤等征象。

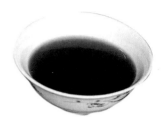

科学试验表明：当人体中的乙醇浓度达到0.03%～0.05%时就会表现出欣快和动作增多；达到0.06%～0.1%时兴奋加重，被称作轻度醉酒；达到0.2%时为中度醉酒，表现出步行困难，言语含糊；达到0.3%～0.5%时可表现为共济失调、知觉障碍、昏迷或死亡。酒精中毒者容易继发肝性脑病与烟酸缺乏性脑病等。酒精中毒的发生不但会严重损害个人健康，还会困扰人的精神活动。酗酒会使体内淋巴细胞减少，还直接抑制自然杀伤细胞的活力，且通过干扰巨噬细胞的活性与吞噬能力而减弱网状内皮系统的功能，进而使机体发生免疫障碍，明显提高感染性疾病的概率。

四、药酒虽好，但不能乱泡乱饮

现在医学研究表明，药酒具有治疗风湿性关节炎、动脉粥样硬化、降低血脂、增强免疫功能以及抗衰老等疗效；药酒还能促进人体肠胃分泌消化液帮助消化吸收，增强血液循环，促进组织代谢，增加细胞活力等作用。药酒是中医学智慧的结晶，同时现代医学也对其功效给予了肯定，不少家庭也会根据中药方购买药材在家里泡药酒。药酒虽然有许多优点，但其中的酒精成分对一些疾病患者，例如高血压、中风、肝肾系统疾病、糖尿病，以及湿疹等患者有一定的害处；一些传染病，例如肺结核、流行性脑脊髓膜炎等患者不宜饮用药酒。另外，发热性疾病、出血性疾病患者，也禁用药酒，因此药酒饮用必须对症，切莫乱泡乱饮，要随时掌握身体变化。

在服用药酒时，应当根据中医理论，辩证服用，特别是保健性药酒，更应当根据自己的年龄、体质强弱、饮酒嗜好等选择服用，最好在医生的指导下服用。如果使用不当，则易产生不良后果。服补益药酒前，必须先弄清自己的体质状况，根据气弱、血虚、阴损、阳亏等不同情况选择服用，同时须掌握用量，注意禁忌。饮用药酒需要根据人的耐受力、身体状况而定，一般每次可以饮用10～30ml，每天早晚各一次，或根据病情及所用药物的性质和浓度而调整，总之饮用不宜过多，要掌握分寸，不宜过度。

家庭自制药酒应当遵循"主治明确、功能可靠、配方合理、药物易得、剂量准确、炮制有法、服用安全"等原则，应当尽量避免选用毒性大的药物，必要时可以在医护人员指导下自制服用。此外，由于药酒品种繁多，良莠不齐，有的盲目夸大疗效，渲染为治百病的灵丹妙药，误导消费者。因此对药酒

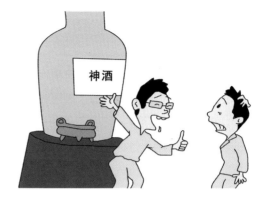

的认识，一定要持着理性的态度，疗效是有的，但绝不是可以治疗百病的"神酒"，在购买和饮用市场上的药酒时，应当选购正规企业按一定标准生产的药酒，同时也要根据配料说明与身体情况选购和饮用，或可根据建议的饮用量饮用，切不可贪杯酗酒，伤身害体。

第五节 药酒常用的中药材

研究发现，少量饮酒可以提高人体血液中的高密度脂蛋白胆固醇的含量，能够降低脂肪沉积引起的血管硬化、阻塞的概率。同时，药酒还有治疗某些疑难杂症的功能，例如风湿、关节炎、腰肌劳损、跌打损伤等。可以用来泡酒的中药材比较多，但并不是所有中药材都可以用来泡制药酒的，常用的有以下几种：鹿茸、海马、人参、西洋参、党参、熟地黄、当归、何首乌、黄芪、冬虫夏草、灵芝、丹参、龙眼肉、白芍、鸡血藤、枸杞子、蛤蚧、桑椹、五加皮、独活、桑寄生、杜仲、威灵仙、木瓜、川芎、红花、神曲、山药、贝母、陈皮、五味子等等，每种中药材的功能都是不相同的，需要根据个人情况选择。

一、补血药

补血药指的是凡能补血的，主要作用于血虚证的药物。补血包括补心血、补肝血、健脾生血、养血调经等。补血代表药物包括：龙眼肉、当归、何首乌、阿胶、熟地黄、白芍、桑椹、鸡血藤等。补血药药性甘温或甘平，质地滋润，主入心肝血分，均具有补血的功效，广泛用于各种血虚证。补血药多滋腻黏滞，故脾虚湿阻，气滞食少者慎用。必要时，可配伍化湿行气的消食药，以助运化。

（一）龙眼肉

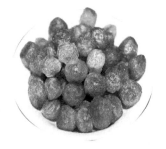

入药部位 以无患子科植物龙眼的假种皮入药。

性味归经 性温，味甘。归心、脾二经。

功效主治 补益心脾、养血宁神、健脾止泻、利尿消肿。用于病后体虚、血虚萎黄、气血不足、神经衰弱、心悸怔忡、健忘失眠等病症。

用法用量 内服：煎汤，9～15g；或浸酒。

注意事项 患有外感实邪，痰饮胀满者勿食龙眼肉。

（二）当归

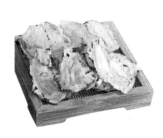

入药部位 以伞形科多年生草本植物当归的根入药。

性味归经 味甘、辛，性温。归肝、心、脾三经。

功效主治 补血和血，调经止痛，润燥滑肠。用于血虚萎黄，眩晕心悸，月经不调，经闭痛经，虚寒腹痛，风湿痹痛，跌扑损伤，痈疽疮疡，肠燥便秘。酒当归活血通经，用于经闭痛经，风湿痹痛，跌扑损伤。

用法用量 内服：煎汤，6～12g；或入丸、散；或浸酒；或敷膏。

注意事项 湿阻中满及大便溏泄者慎服。

（三）何首乌

入药部位 以蓼科植物何首乌的块根入药。

性味归经 味苦、甘、涩，性微温。归肝、肾二经。

功效主治 补益精血（制用，称制何首乌，简称制首乌）；解毒，截疟，润肠通便（生用）。用于精血亏虚，头晕眼花，须发早白，腰膝酸软，久疟，痈疽，瘰疬，肠燥便秘。

用法用量 内服：煎汤，10～20g；熬膏、浸酒或入丸、散。外用：适量，煎水洗、研末撒或调涂。

注意事项 大便溏泄及有湿痰者慎服。忌铁器。

（四）阿胶

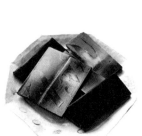

入药部位 以马科动物驴的皮去毛后熬制而成的胶块入药。

性味归经 味甘，性平。归肺、肝、肾三经。

功效主治 滋阴补血，安胎。用于血虚，虚劳咳嗽，吐血，衄血、便血，妇女月经不调，崩中，胎漏。

用法用量 内服：黄酒或开水烊化，5～15g；煎汤或入丸、散。

注意事项 脾胃虚弱者慎服。

（五）熟地黄

入药部位 玄参科植物地黄或怀庆地黄的根茎，经加工蒸晒而成。

性味归经 味甘，性温。归肝、肾二经。

功效主治 补血滋润、益精填髓。用于血虚萎黄，眩晕心悸，月经不调，崩漏不止，肝肾阴亏，潮热盗汗，遗精阳痿，不育不孕，月经不调，崩漏下血，腰膝酸软，耳鸣耳聋，头目昏花，须发早白，消渴，便秘，肾虚喘促。

用法用量 内服：煎汤，10～30g；或入丸散；或熬膏，或浸酒。

| 注意事项 | 脾胃虚弱，气滞痰多，腹满便溏者忌服。 |

（六）白芍

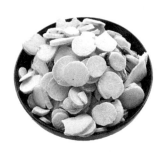

入药部位	以毛茛科植物芍药的干燥根入药。
性味归经	苦酸，性凉。归肝、脾二经。
功效主治	平肝止痛，养血调经，敛阴止汗。用于头痛眩晕，胁痛，腹痛，四肢挛痛，血虚萎黄，月经不调，自汗，盗汗。
用法用量	内服：煎汤，10～20g；或入丸、散。
注意事项	虚寒之证不宜单独应用。反藜芦。

（七）桑椹

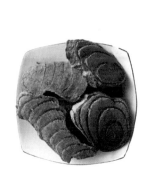

入药部位	以桑科植物桑的果穗入药。
性味归经	味甘、酸，性寒。归肝、肾二经。
功效主治	滋阴养血，生津，润肠。用于肝肾不足和血虚精亏的头晕目眩，腰酸耳鸣，须发早白，失眠多梦，津伤口渴，消渴，肠燥便秘。
用法用量	内服：煎汤，10～15g；或熬膏、浸酒、生啖；或入丸、散。外用：适量，浸水洗。
注意事项	脾胃虚寒便溏者禁服。

（八）鸡血藤

入药部位	以豆科植物密花豆（大血藤、血风藤、三叶鸡血藤、九层风）的干燥藤茎入药。
性味归经	味苦、甘，性温。归肝、肾二经。
功效主治	补血，活血，通络。用于月经不调，血虚萎黄，麻木瘫痪，风湿痹痛。
用法用量	内服：煎汤，10～15g，大剂量可用至30g；或浸酒。

注意事项　阴虚火亢者慎用。

二、益气药

益气药，又称补气药，是指能治疗气虚病症的药物，包括脾气虚、肺气虚、心气虚和元气虚等。益气药性味以甘温或甘辛为主，少数也有点苦味，能清热者药性偏寒，归脾、肺经者能补脾气、肺气，适用于肺气虚及脾气虚等病症；归心经者能补心气，适用于心气虚等病症。

（一）大枣

入药部位　以鼠李科植物枣的干燥成熟果实入药。

性味归经　味甘，性温。归脾、胃二经。

功效主治　补脾益气，养心安神。用于脾虚泄泻，心悸，失眠，盗汗，血小板减少性紫癜。

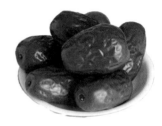

用法用量　内服：煎汤，15～30g；或捣烂作丸。
外用：煎水洗或烧存性研末调敷。

注意事项　凡有湿痰、积滞，齿病、虫病者，均不宜服用。

（二）人参

入药部位　以五加科植物人参的干燥根入药。

性味归经　味甘、微苦，性平。归脾、肺、心三经。

功效主治　大补元气，固脱生津，安神。治劳伤虚损，食少，倦怠，反胃吐食，大便滑泄，虚咳喘促，自汗暴脱，惊悸，

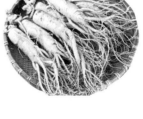

健忘，眩晕头痛，阳痿，尿频，消渴，妇女崩漏，小儿慢惊风，及久虚不复，一切气血津液不足之证。

用法用量　内服：煎汤，3～9g；或熬膏，或入丸、散。

注意事项　不宜与藜芦、五灵脂同用。

（三）党参

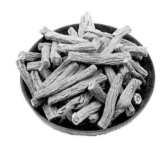

入药部位 以桔梗科植物党参的根入药，秋季采挖，洗净，晒干。

性味归经 味甘，性平。归脾、肺二经。

功效主治 补中益气、止渴、健脾益肺，养血生津。用于脾肺气虚，食少倦怠，咳嗽虚喘，气血不足，面色萎黄，心悸气短，津伤口渴，内热消渴，懒言短气、四肢无力、食欲不佳、气虚、气津两虚、气血双亏以及血虚萎黄等症。

用法用量 内服：煎汤，9～30g。

注意事项 有实邪者忌服。不宜与藜芦同用。

（四）西洋参

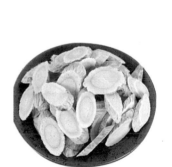

入药部位 以五加科植物西洋参的干燥根入药。

性味归经 味甘、微苦，性凉。归心、肺、肾三经。

功效主治 补气养阴，清热生津。用于气虚阴亏，内热，咳喘痰血，虚热烦倦，消渴，口燥咽干。

用法用量 内服：煎汤，3～6g；或入丸、散。

注意事项 中阳衰微，胃有寒湿者忌服。不宜与藜芦同用。

（五）黄芪

入药部位 以豆科植物蒙古黄芪的根入药。

性味归经 性温，味甘。归肺、脾、肝、肾四经。

功效主治 补气固表，托毒排脓，利尿，生肌。用于气虚乏力、久泻脱肛、自汗、水肿、子宫脱垂、慢性肾小球肾炎引起的蛋白尿、糖尿病、疮口久不愈合。

用法用量 煎服10～30g，大剂量时用到120g。也可以煨汤食疗，入丸散和浸酒。

注意事项　黄芪性偏温，故对高热、大渴、便秘、湿热内蕴等实热证者忌用；阴虚火旺者慎用。

（六）甘草

入药部位　以豆科植物甘草、胀果甘草或光果甘草的干燥根和根茎入药。

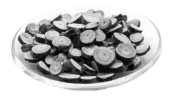

性味归经　性甘、平，归心、肺、脾、胃四经。

功效主治　补脾益气、祛痰止咳、缓急止痛、清热解毒、调和诸药。用于五脏六腑寒热邪气、五痨七伤，能润肺解毒，和中缓急。

用法用量　煎服，1.5～9g。甘草生用性微寒，可以清热解毒；蜜制甘草药性微温，可以增强补益心脾之气和润肺止咳作用。

注意事项　甘草具有助湿壅气之弊，湿盛胀满、水肿者不宜用。剂量大、久服，可以导致水钠潴留，引起浮肿。不宜与京大戟、芫花、甘遂、海藻同用。

（七）黄精

入药部位　以百合科植物滇黄精、黄精或多花黄精的干燥根茎入药。

性味归经　味甘，性平。归脾、肺、肾三经。

功效主治　补气养阴，健脾，润肺，益肾。用于脾胃虚弱，体倦乏力，口干食少，肺虚燥咳，精血不足，内热消渴。

用法用量　内服：煎汤，10～15g，鲜品30～60g；或入丸、散熬膏。外用：适量，煎汤洗；熬膏涂；或浸酒搽。

注意事项　中寒泄泻，痰湿痞满气滞者忌服。

（八）白术

入药部位　以菊科植物白术的根茎入药。

性味归经　味苦，甘，性温。归脾、胃二经。

功效主治　健脾益气，燥湿利水，止汗，安胎。用于脾虚食少，腹胀泄泻，痰饮眩悸，水肿，自汗，胎动不安。土白术健脾，和胃，安胎，用于脾虚食少，泄泻便溏，胎动不安。

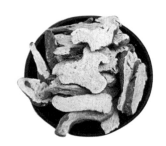

用法用量 内服：煎汤，3～15g；或熬膏；或入丸、散。

注意事项 阴虚燥渴，气滞胀闷者忌服。

（九）山药

入药部位 以薯蓣科植物薯蓣的干燥根茎入药。

性味归经 味甘，性平。归脾、肺、肾三经。

功效主治 补脾养胃，生津益肺，补肾涩精。用于脾虚食少，久泻不止，肺虚喘咳，肾虚遗精，带下，尿频，虚热消渴。麸炒山药补脾健胃，用于脾虚食少，泄泻便溏，白带过多。

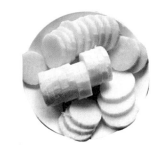

用法用量 内服：煎汤，15～30g，大剂量60～250g；或入丸、散。外用：适量，捣敷。补阴，宜生用；健脾止泻，宜炒黄用。

注意事项 湿盛中满或有实邪、积滞者禁服。

三、滋阴药

滋阴药，又称养阴药或补阴药，是指能治疗阴虚病症的药物，具有滋肾阴、补肺阴、养胃阴、益肝阴等功效，适用于肾阴不足、肺阴虚弱、胃阴耗损、肝阴亏乏等病症。滋阴药大多甘寒滋腻，如遇脾肾阳虚，痰湿内阻，胸闷食少，便溏腹胀等症，不宜应用。

（一）女贞子

入药部位 以木犀科植物女贞的干燥成熟果实入药。

性味归经 味甘、苦，性凉。归肝、肾二经。

功效主治 滋补肝肾，明目乌发。用于眩晕耳鸣，腰膝酸软，须发早白，目暗不明。

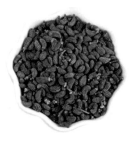

用法用量　内服：煎汤，6～15g；或入丸剂。外用：适量，敷膏点眼。清虚热宜生用，补肝肾宜制用。

注意事项　脾胃虚寒泄泻及阳虚者忌服。

（二）麦冬

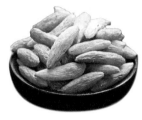

入药部位　以百合科植物沿阶草的块根入药。

性味归经　味甘、微苦，性寒。归肺、胃、心三经。

功效主治　养阴润肺，清心除烦，益胃生津。用于肺燥干咳，吐血，咯血，肺痿，肺痈，虚劳烦热，消渴，热病津伤，咽干口燥，便秘。

用法用量　内服：煎汤，10～20g；或入丸，散。

注意事项　凡脾胃虚寒泄泻，胃有痰饮湿浊及暴感风寒咳嗽者均忌服。

（三）天冬

入药部位　以百合科植物天冬的块根入药。

性味归经　味甘、苦，性寒。归肺、肾二经。

功效主治　滋阴，润燥，清肺，降火。用于阴虚发热，咳嗽吐血，肺痿，肺痈，咽喉肿痛，消渴，便秘。

用法用量　内服：煎汤，10～20g；熬膏或入丸、散。

注意事项　虚寒泄泻及外感风寒致嗽者，皆忌服。

（四）石斛

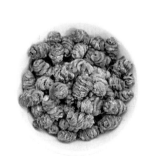

入药部位　以兰科植物金钗石斛或其多种同属植物的茎入药。

性味归经　味甘，平。归胃、肺，肾三经。

功效主治　生津益胃，清热养阴。用于热病伤津，口干烦渴，病后虚热，阴伤目暗。

用法用量　内服：煎汤6～15g，鲜品加倍；或入丸、散；或熬膏。鲜石斛清热生津力强，热病津伤者宜之；干石斛用于胃虚夹热伤阴者为宜。

注意事项　热病早期阴未伤者、湿温病未化燥者、脾胃虚寒者均禁服。

（五）玉竹

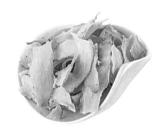

入药部位	以百合科植物玉竹的干燥根茎入药。
性味归经	味甘，性平。归肺、胃二经。
功效主治	养阴润燥，生津止渴。用于肺胃阴伤，燥热咳嗽，咽干口渴，内热消渴。
用法用量	内服：煎汤，6～12g；熬膏、浸酒或入丸、散。外用：适量，鲜品捣敷；或熬膏涂。阴虚有热宜生用，热不甚者宜制用。
注意事项	痰湿气滞者禁服，脾虚便溏者慎服。

（六）百合

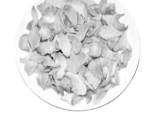

入药部位	以百合科植物卷丹、百合或细叶百合的干燥肉质鳞叶入药。
性味归经	味甘，性寒。归心、肺二经。
功效主治	养阴润肺，清心安神。用于阴虚久咳，痰中带血，虚烦惊悸，失眠多梦，精神恍惚。
用法用量	内服：煎汤，6～12g；或入丸、散；亦可蒸食、煮粥。外用：适量，捣敷。
注意事项	风寒痰嗽，中寒便滑者忌服。

（七）枸杞子

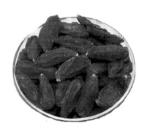

入药部位	以茄科植物宁夏枸杞的干燥成熟果实入药。
性味归经	味甘，性平。归肝、肾二经。
功效主治	滋补肝肾，益精明目。用于虚劳精亏，腰膝酸痛，眩晕耳鸣，内热消渴，血虚萎黄，目昏不明。
用法用量	内服：煎汤，5～15g；或入丸、散、膏、酒剂。

注意事项 外邪实热，脾虚有湿及泄泻者忌服。

（八）鳖甲

入药部位 以鳖科动物鳖的背甲入药。

性味归经 味咸，微寒。归肝、肾二经。

功效主治 滋阴潜阳，软坚散结，退热除蒸。用于阴虚发热，劳热骨蒸，虚风内动，经闭，癥瘕，久疟疟母。

用法用量 内服：煎汤，10～30g，先煎；熬膏；或入丸、散。外用：适量，烧存性，研末掺或调敷。

注意事项 脾胃阳衰，食减便溏或孕妇慎服。

四、补阳药

补阳药能够补助人体阳气，以治疗各种阳虚病症，这类药物性味多甘、辛、咸、温热，主入肾经、咸以补肾、辛甘化阳，其他脏腑得以温煦，从而消除或改善全身阳虚诸症。

（一）杜仲

入药部位 以杜仲科植物杜仲的干燥树皮入药。

性味归经 甘，温。归肝、肾二经。

功效主治 补益肝肾、强筋壮骨、调理冲任、固经安胎。用于腰脊酸疼，足膝痿弱，小便余沥，阴下湿痒，高血压、胎动不安。

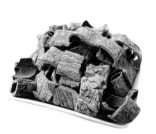

用法用量 内服：煎汤，6～15g；浸酒或入丸、散。

注意事项 阴虚火旺者慎服。

（二）冬虫夏草

入药部位 以麦角菌科真菌冬虫夏草菌寄生在蝙蝠蛾科昆虫幼虫上的子座及幼虫尸体的复合体入药。

性味归经 味甘，性平。归肺、肾二经。

功效主治 补虚损，益精气，止咳化痰。治痰饮喘嗽，虚喘，痨嗽，咯血，自汗盗

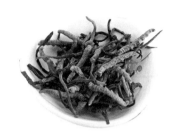

汗，阳痿遗精，腰膝酸痛，病后久虚
不复。

用法用量 内服：煎汤，5~10g；或入丸、散；
或与鸡鸭炖服。

注意事项 《四川中药志》：有表邪者慎用。

（三）海马

入药部位 以海龙科动物线纹海马、刺海马、大海马、三斑海马或小海马（海
蛆）的干燥体入药。

性味归经 味甘，性温。归肝、肾二经。

功效主治 补肾壮阳，散结消肿。用于肾虚阳痿，宫冷不孕，遗尿，虚喘，癥瘕
积聚，跌打损伤，痈疮肿毒。

用法用量 内服：煎汤，3~9g；研末，1~1.5g。外用：适量，研末掺或
调敷。

注意事项 孕妇及阴虚阳亢者禁服。

（四）核桃仁

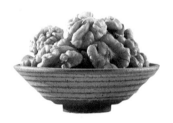

入药部位 以胡桃科植物胡桃的干燥成熟种子
入药。

性味归经 味甘，性温。归肾、肺、大肠三经。

功效主治 补肾，温肺，润肠。用于腰膝酸软，阳
痿遗精，虚寒喘嗽，大便秘结。

用法用量 内服：煎汤，6~9g。

（五）补骨脂

入药部位 以豆科植物补骨脂的干燥成熟果实入药。

性味归经 味辛、苦，性温。归肾、脾二经。

功效主治 温肾助阳，纳气，止泻。用于阳痿遗精，遗尿尿频，腰膝冷痛，肾虚
作喘，五更泄泻；外用治白癜风，斑秃。

用法用量 内服：煎汤，6~15g；或入丸、散。外用：适量，酒浸涂患处。

注意事项 阴虚火旺者忌服。

（六）菟丝子

入药部位　以旋花科植物菟丝子的干燥成熟种子入药。

性味归经　味甘，性温。归肝、肾、脾三经。

功效主治　滋补肝肾，固精缩尿，安胎，明目，止泻。用于阳痿遗精，尿有余沥，遗尿尿频，腰膝酸软，目昏耳鸣，肾虚胎漏，胎动不安，脾肾虚泻；外治白癜风。

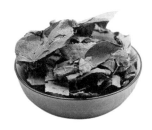

用法用量　内服：煎汤，6～15g；或入丸、散。外用：适量，炒研调敷。

注意事项　孕妇、血崩、阳强、便结、肾脏有火、阴虚火动，六者禁用。

（七）淫羊藿

入药部位　以小檗科植物淫羊藿的根及根茎入药。

性味归经　味辛、甘，性温。归肝、肾二经。

功效主治　补肾壮阳，祛风除湿。用于肾虚阳痿，小便淋沥，喘咳，风湿痹痛。

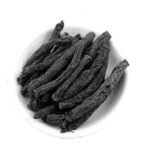

用法用量　内服：煎汤，9～15g；浸酒、熬膏或入丸、散。外用：煎水洗。

注意事项　阴虚而相火易动者忌服。

（八）肉苁蓉

入药部位　以列当科植物肉苁蓉的干燥带鳞叶的肉质茎入药。

性味归经　味甘、咸，性温。归肾、大肠二经。

功效主治　补肾阳，益精血，润肠通便。用于阳痿，不孕，腰膝酸软，筋骨无力，肠燥便秘。

用法用量　内服：煎汤，10～15g；或入丸剂。

注意事项　胃弱便溏，相火旺者忌服。

五、温里药

温里药性味温热，主入脾胃，能温中散寒止痛、温肺化饮、温肾助阳、回阳救逆等，常用药有干姜、肉桂、丁香等。

（一）干姜

入药部位 以姜科植物姜的干燥根茎入药。

性味归经 味辛，性热。归脾、胃、肾、心、肺五经。

功效主治 温中逐寒，回阳通脉。治心腹冷痛，吐泻，肢冷脉微，寒饮喘咳，风寒湿痹，阳虚吐、衄、下血。

用法用量 内服：煎汤，3~10g；或入丸散。外用：适量，煎汤洗；或研末调敷。

注意事项 阴虚内热、血热妄行者忌服。孕妇慎服。

（二）肉桂

入药部位 以樟科植物肉桂的干皮及枝皮入药。

性味归经 辛、甘，大热。归肾、脾、心、肝四经。

功效主治 补火助阳，引火归源，散寒止痛，活血通经。用于阳痿，宫冷，腰膝冷痛，肾虚作喘，阳虚眩晕，目赤咽痛，心腹冷痛，虚寒吐泻，寒疝，奔豚，经闭，痛经。

用法用量 内服：煎汤，1~5g；或入丸、散。外用：研末调敷或浸酒涂擦。

注意事项 有出血倾向者及孕妇慎用，不宜与赤石脂同用。

（三）丁香

入药部位 以桃金娘科植物丁香的干燥花蕾入药。

性味归经 味辛，性温。归脾、胃、肺、肾四经。

功效主治 温中降逆，补肾助阳。用于脾胃虚寒，呃逆呕吐，食少吐泻，心腹冷痛，肾虚

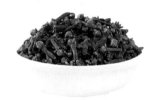

阳痿。

用法用量 内服，煎汤，2～5g；或入丸、散。外用：适量，敷贴。

注意事项 热病及阴虚内热者忌服。

六、理气药

理气药性味辛苦温，有行气、降气、解郁散结之功，常用的药物有陈皮、木香、沉香、乌药、香附、佛手、玫瑰花等。

（一）陈皮

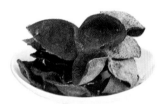

入药部位 以芸香科植物橘及其栽培变种的干燥成熟果皮入药。

性味归经 味苦、辛，性温。归肺、脾二经。

功效主治 理气健脾，燥湿化痰。用于胸脘胀满，食少吐泻，咳嗽痰多。

用法用量 内服：煎汤，5～15g；或研末。外用：煎水熏洗。

注意事项 胃热而唾血者忌用。

（二）木香

入药部位 以菊科植物木香的干燥根入药。

性味归经 味辛、苦，性温。归脾、胃、大肠、三焦、胆五经。

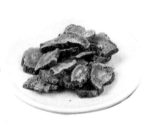

功效主治 行气止痛，健脾消食。用于胸脘胀痛，泻痢后重，食积不消，不思饮食，泄泻腹痛。

用法用量 内服：煎汤，2.5～7.5g；磨汁或入丸，散。外用：研末调敷或蜜汁涂。

注意事项 阴虚津液不足者慎服。

（三）沉香

入药部位 以瑞香科植物白木香含有树脂的木材入药。

性味归经	味辛、苦，性微温。归脾、胃、肾三经。
功效主治	行气止痛，温中止呕，纳气平喘。用于胸腹胀闷疼痛，胃寒呕吐呃逆，肾虚气逆喘急。
用法用量	内服：煎汤，1.5～4.5g，入煎剂宜后下。磨汁或入丸、散。
注意事项	阴亏火旺，气虚下陷者慎服。

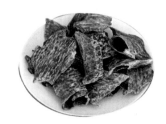

（四）乌药

入药部位	以樟科植物乌药的干燥块根入药。
性味归经	味辛，性温。归肺、脾、肾、膀胱四经。
功效主治	顺气止痛，温肾散寒。用于胸腹胀痛，气逆喘急，膀胱虚冷，遗尿，尿频，疝气，痛经。
用法用量	内服：煎汤，5～10g，或入丸、散。外用：适量，研末调敷。
注意事项	气虚、内热者忌服。

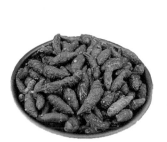

（五）香附

入药部位	以莎草科植物莎草的干燥根茎入药。
性味归经	味辛、微苦、微甘，性平。归肝、脾、三焦三经。
功效主治	行气解郁，调经止痛。用于肝郁气滞，胸、胁、脘腹胀痛，消化不良，胸脘痞闷，寒疝腹痛，乳房胀痛，月经不调，经闭痛经。
用法用量	内服：煎汤，5～10g；或入丸、散。外用：适量，研末撒或调敷。
注意事项	凡气虚无滞、阴虚血热者忌服。

（六）佛手

| 入药部位 | 以芸香科植物佛手的干燥果实入药。 |
| 性味归经 | 味辛、苦、酸，性温。归肝、脾、肺三经。 |

| **功效主治** | 疏肝理气，和胃止痛。用于肝胃气滞，胸胁胀痛，胃脘痞满，食少呕吐。 |
| **用法用量** | 3～9g。 |

（七）玫瑰花

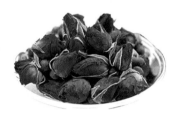

入药部位	以蔷薇科植物玫瑰的干燥花蕾入药。
性味归经	味甘、微苦，性温。归肝、脾二经。
功效主治	行气解郁，和血，止痛。用于肝胃气痛，食少呕恶，月经不调，跌扑伤痛。
用法用量	内服：温饮30～60g。
注意事项	阴虚火旺慎服。

七、养心安神药

养心安神药以补肾益智、宁心安神为主要功效，用于心肾不交引起的少眠多梦，头晕心悸，耳鸣健忘，倦怠无力等。

（一）柏子仁

入药部位	以柏科植物侧柏的干燥成熟种仁入药。
性味归经	味甘，性平。归心、肾、大肠三经。
功效主治	养心安神，止汗，润肠。用于虚烦失眠，心悸怔忡，阴虚盗汗，肠燥便秘。
用法用量	内服：煎汤，10～15g；便溏者制霜用；或入丸、散。外用：适量，研末调敷或鲜品捣敷。
注意事项	便溏及痰多者忌服。

（二）灵芝

入药部位	以多孔菌科真菌紫芝或赤芝的全株入药。
性味归经	味甘，性平。归肺、心、脾三经。
功效主治	益气血，安心神，健脾胃。用于虚劳，心悸，失眠，头晕，神疲乏

力，久咳气喘，冠心病，矽肺，肿瘤。

用法用量 内服：研末，10～15g；或浸酒服。

注意事项 实证慎服。

（三）远志

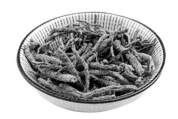

入药部位 以远志科植物远志或卵叶远志的干燥根入药。

性味归经 味苦、辛，性温。归心、肾、肺三经。

功效主治 安神益智，祛痰，消肿。用于心肾不交引起的失眠多梦，健忘惊悸，神志恍惚，咳痰不爽，疮疡肿毒，乳房肿痛。

用法用量 内服：煎汤，30～10g；浸酒或入丸、散。外用：适量，研末酒调敷。

注意事项 心肾有火，阴虚阳亢者忌服。

（四）酸枣仁

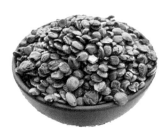

入药部位 以鼠李科植物酸枣的干燥成熟种子入药。

性味归经 味甘、酸，性平。归肝、胆、心三经。

功效主治 补肝，宁心，敛汗，生津。用于虚烦不眠，惊悸多梦，体虚多汗，津伤口渴。

用法用量 内服：煎汤，6～15g；研末，每次3～5g；或入丸、散。

注意事项 凡有实邪郁火及患有滑泄症者慎服。

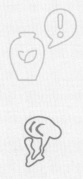

第二章

滋补养生药酒

- 补血益气类药酒
- 滋阴温阳类药酒
- 健脾和胃类药酒
- 健脑安神类药酒
- 祛病强身类药酒
- 延年益寿类药酒

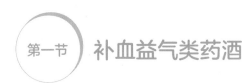

第一节 补血益气类药酒

滋补保健药酒的功效是对人体的气血、阴阳、虚实起到滋补调节作用，使人体各个器官的功能保持正常协调运行，促进身体健康，提高对疾病的抵抗力，减缓机体衰老，从而达到益寿延年的目的。补血益气类药酒主要用于气血亏虚诸证，既有益气之功，又有补血之功，气虚多责于肺、脾二脏，表现为精神疲乏、短气懒言、食欲不振，如果同时存在血虚，还可出现面色萎黄、心悸怔忡、目眩耳鸣、爪甲枯萎等，多因久病不愈或失血过多造成。

一、补血药酒

（一）养生酒

配　　方	当归30g，龙眼肉240g，杭菊30g，枸杞子120g，白酒5L。
制　　法	将当归切片与剩余各药，装入药袋中，置于洁净容器中，加入烧酒和白酒浆，密封，浸泡1个月以上，便可饮用。
功　　效	益精血，养肝肾，强身健体，养生防病。
主　　治	血虚精亏、面色不华、头晕目眩、视物昏花。睡眠不安、心悸、健忘等症。
用法用量	口服。每次服10～20ml，每天服2次。
来　　源	引自《惠直堂经验方》。

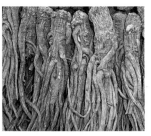

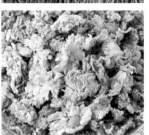

（二）宫方定风酒

配　　方	天冬15g，麦冬15g，生地黄15g，川芎15g，五加皮15g，川牛膝15g，桂枝9g，熟地黄15g，汾酒10L，蜂蜜500g，赤砂糖500g，

陈米醋500ml。

制　法　将上述诸药捣碎或切成薄片，装入药袋中，放入瓷坛内，加入汾酒和蜂蜜、赤砂糖，米醋，拌匀，封口密闭。放入锅中微火蒸2小时，取起，埋入土中7天以去火毒。取出即可服用。

功　效　滋阴，补血，息风。

主　治　凡患虚风病者均可用之。

用法用量　口服。根据酒量午餐或晚餐饭时饮，以每次10～20ml为宜。

来　源　引自《杨氏家藏方》。

（三）归芪藤酒

配　方　当归30g，黄芪30g，鸡血藤30g，白酒500ml。

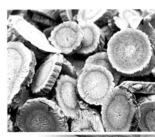

制　法　将上述诸药切成薄片，置于洁净容器中，加入白酒，密封，浸泡10～15天后。过滤去渣，即成。

功　效　益气，养血，活血。

主　治　血虚诸症。

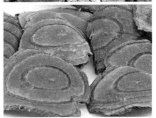

用法用量　口服。每次服10～20ml，每天服2～3次。

来　源　引自《药酒配方大全》。

（四）雪花酒

配　方　龙脑冰片（即冰片）10g，羊精膂肉500g，肾窠脂30g，木香10g，白酒3L。

制　法　将羊肉去筋膜，温水浸洗，切作薄片，用极好白酒3L煮至肉烂，切细研成膏，另用羊脊髓90g，肾窠脂30g，置于铁锅内熔作油，去渣，兑入先研膏内，并研令匀；又入龙脑冰片伴和，倾入瓷瓶中，候冷。龙脑冰片等冷却后方可加入，如无龙脑冰片，入木香少许拌和亦佳，二味各入少许尤佳。

功　效　益精血，强筋骨。

主　治　精亏血少所致诸症。

| 用法用量 | 口服。用时每取出适量（约15~20g,）切作薄片，入酒杯中，以温酒（白酒）浸饮之。适量饮用。 |
| 来　源 | 引自《永乐大典》。 |

（五）地胡酒

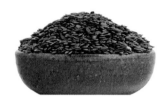
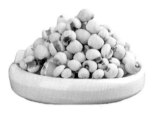

配　方	熟地黄250g，薏苡仁30g，胡麻仁130g，白酒1.5L。
制　法	将胡麻仁蒸熟捣烂，薏苡仁捣碎，熟地黄切碎，装入药袋，置于洁净容器中，加入白酒，密封，放在阴凉处，浸泡15天后，开封，去掉药袋，沥干，再用细纱布过滤一遍，贮瓶备用。
功　效	养阴血，补肝肾，通血脉，祛风湿，强筋骨。
主　治	精血亏损、肝肾不足之腰膝软弱、筋脉拘挛、屈伸不利等症。
用法用量	口服。每次服10~30ml，每天早、晚各服1次。
来　源	引自《食医心鉴》。

（六）归圆仙酒

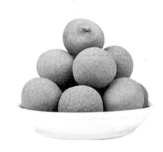

配　方	龙眼肉50g，当归50g，白酒300ml。
制　法	将上述诸药放入容器中，加入白酒，密封，浸泡7天后即可取用。
功　效	养血活血。
主　治	血虚诸症。
用法用量	口服。不拘时，徐徐饮之。
来　源	引自《费氏食养三种》。

（七）延寿酒 I

| 配　方 | 桂花120g，龙眼肉500g，白糖240g，白酒2L。 |
| 制　法 | 将上述诸药及白糖同浸入酒内，酒坛封固，经年为佳，半月取用亦可。 |

功　　效	益血气，祛痰化瘀，除口臭。
主　　治	体质虚弱、血气亏虚诸症。
用法用量	口服。不拘时，适量饮用。
来　　源	引自《寿世保元》。

（八）鸡子阿胶酒

配　　方	鸡子黄4枚，阿胶40g，食盐适量，米酒500ml。
制　　法	将鸡蛋打破，根据用量去蛋清取蛋黄，备用。将米酒倒入坛中，置于文火上煮沸，下入阿胶，化尽后再下入鸡蛋黄（先搅化），食盐拌匀。再煮数沸即离火，待冷后，放入净器中，静置备用。
功　　效	补血止血。
主　　治	体虚乏力、血虚萎黄、虚劳咳嗽、吐血、便血、崩漏、子宫出血等症。
用法用量	口服。每次适量温饮，约20～30ml，每天早晚各服1次。
来　　源	引自《永乐大典》。

（九）养神汤

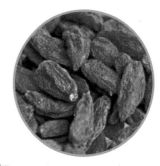

配　　方	枸杞子60g，熟地黄90g，白茯苓60g，当归60g，莲子肉60g，薏苡仁60g，酸枣仁60g，麦冬60g，川续断30g，怀山药60g，广木香15g，大茴香15g，丁香6g，龙眼肉250g，白酒10L。
制　　法	将上述诸药中的白茯苓、怀山药、薏苡仁、莲子肉制为细末；剩余药物制成饮片，一起装入容器中，加入白酒，密封静置7～14天后，过滤去渣，即成。
功　　效	益精血，补心脾，安神定悸。
主　　治	心脾两虚、精血不足的神志不安、心悸失眠等症。平素气乏血弱者，亦可饮用。
用法用量	口服。每次服10～20ml，每天2～3次或不拘时，适量服之。
来　　源	引自《同寿录》。

（十）鹿血酒

配　　方	鹿茸内骨髓；或鹿颈静脉内鲜血；或宰鹿时取血可风干成紫棕色片状的固体均可；白酒适量。
制　　法	将鹿茸内骨髓，浸入白酒中，制成20%的药酒；或将鹿颈静脉血，加入白酒，制成30%的药酒；或将固体的血片研细，兑酒即成。
功　　效	益精血，养心神。
主　　治	多种血液病，对慢性苯中毒造成的血液病也有较好的疗效，对老年人精枯血虚，心悸不安等症疗效益佳。
用法用量	口服。每次服10ml，每天服3次。
注意事项	凡有虚热，实热者不宜取此酒；高血压、肝炎、肾炎等患者禁用。
来　　源	引自《证类本草》。

二、益气药酒

（一）人参地黄酒

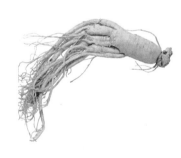

配　　方	人参15g，熟地黄60g，蜂蜜100g，白酒1L。
制　　法	将上述诸药切成薄片，一同放入干净容器中，白酒浸泡。容器密封，14天后开封。开封后过滤去药渣，再加蜂蜜，搅拌均匀，即可取之饮用。
功　　效	气血双补，扶赢益智。
主　　治	气血不足、面色不华、头晕目眩、神疲气短、心悸失眠、记忆力减退。
用法用量	口服。每次服15ml，每天服2次。
来　　源	引自《景岳全书》。

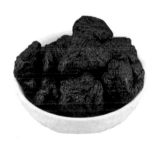

（二）人参天麻酒.I

配　　方	人参15g，牛膝15g，炙黄芪30g，天麻15g，白酒1L。

制 法	将上述诸药共研为粗末，装入药袋中，扎紧药袋口，白酒浸泡14天后，取出药袋，压榨取液。将榨取液与药酒混合，静置，过滤后装瓶备用。
功 效	补气健脾，舒筋活络。
主 治	气虚血少、肢体麻木、筋脉拘挛或病后体虚。
用法用量	口服。每次服10ml，每天服2～3次。
来 源	引自《临床验方集》。

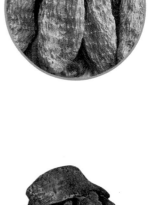

（三）人参首乌酒

配 方	人参30g，制首乌（即制何首乌）60g，白酒1L。
制 法	将上述诸药切碎或切片，装入药袋中，扎紧药袋口，置干净容器中，白酒浸泡。14天后过滤去渣取液，装瓶备用。
功 效	补气养血，益肾填精。
主 治	眩晕耳鸣、健忘心悸、神疲倦怠、失眠多梦，患有低血压、神经衰弱、脑动脉硬化等病有上述症状者均可用之。
用法用量	口服。每次服10ml，每天服3次。
来 源	引自《临床验方集》。

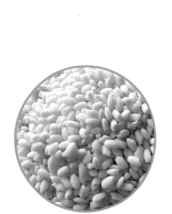

（四）人参酒Ⅰ

配 方	人参500g，糯米500g，酒曲适量。
制 法	采用酿酒法，即将人参压末，米煮半熟，沥干，曲压细末，合一处拌匀，入坛内密封，周围用棉花或稻草保温，令其发酵，10天后启封，即可启用。
功 效	补中益气，通治诸虚。

主　治 面色萎黄、神疲乏力、气短懒言、音低、久病气虚、心慌、自汗、食欲不振、易感冒等症。

用法用量 口服。每次服20ml，每天早、晚各服1次。

来　源 引自《本草纲目》。

（五）人参百岁酒

配　方 红参10g，玉竹15g，熟地黄9g，制首乌15g，红花3g，炙甘草3g，麦冬6g，蔗糖100g，白酒500ml。

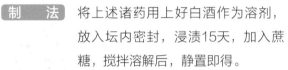

制　法 将上述诸药用上好白酒作为溶剂，放入坛内密封，浸渍15天，加入蔗糖，搅拌溶解后，静置即得。

功　效 补养气血，乌须黑发，宁神生津。

主　治 头晕目眩、耳鸣健忘、心悸不宁、失眠梦差、气短汗出、面色苍白、舌淡脉细弱者。

用法用量 口服。每次服15～30ml，每天服2次。

注意事项 高血压患者及孕妇慎饮此药酒。感冒时暂停取饮。

来　源 引自《浙江省药品标准》。

（六）人参大补酒

配　方 红参15g，蜜炙黄芪30g（即炙黄芪），茯苓15g，玉竹30g，炒白术10g，炙甘草10g，白酒1L。

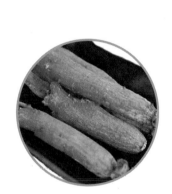

制　法 将上述诸药共研为粗末或切片，装入药袋中，扎紧药袋口，置于洁净容器中，白酒浸泡。14天后即可取上清液饮用。

功　效 补气健脾。

主　治 脾胃虚弱，精神疲倦，食欲缺乏，腹泻便溏。

用法用量 口服。每次服10～15ml，每天服2～3次。

来　源 引自《临床验方集》。

（七）三圣酒Ⅰ

配　　方	怀山药20g，白术20g，人参20g，白酒500ml。
制　　法	将上述诸药加工捣碎或切片，装入药袋中，放入砂锅内，加入白酒，盖好，放文火上煮沸，待冷，加盖密封，置于阴凉处，3天后开封，起药袋沥尽，再用细纱布过滤1遍，贮瓶备用。也可将以上3味药切片，加入白酒，密封浸泡半月，即可开封饮用。
功　　效	大补元气，生津止渴，健脾和胃。
主　　治	体虚气弱、面黄肌瘦、气短、心慌、食欲不振等症。
用法用量	口服。每次空腹温服10～20ml，每天早、中、晚各1次。阴虚火旺者，慎服。
来　　源	引自《圣济总录》。

（八）八珍酒

配　　方	炒白术90g，全当归90g，人参30g，川芎30g，白茯苓60g，白芍60g，炙甘草45g，五加皮240g，小肥红枣120g，核桃肉120g，生地黄120g，糯米酒20L。
制　　法	将上述诸药切成薄片，装入药袋中，置于洁净容器中，加入白糯米酒，密封，隔水文火加热约1小时后，取出，埋入土中5天以去火毒，取出静置21天后，过滤去渣，即可服用。现代简单做法，可将以上诸药切片后，加入酒中，密封静置浸泡一个月，即可取之服用。
功　　效	气血双补，健脾利湿。
主　　治	食少乏力、易于疲劳、面色少华、头眩气短、月经量少、色淡、腰膝酸软等症。
用法用量	口服。每次温服10～20ml，每天服3次。
注意事项	如见热象，如口干、心烦、口舌生疮、舌赤者，不宜饮用此药酒。
来　　源	引自《万病回春》。

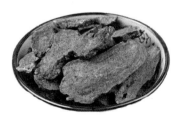

（九）万金药酒

配　　方　当归90g，白茯苓90g，紫草60g，白术90g，远志90g，白芍60g，生黄芪120g，川芎45g，甘草45g，生地黄150g，胡桃仁150g，红枣150g，龙眼肉150g，枸杞子150g，潞党参150g，黄精210g，五加皮210g，白糖1500g，蜂蜜1500g，白酒20L。

制　　法　将上述诸药切片，加入酒中，密封浸泡30天，加入白糖和蜂蜜，拌匀，即成。

功　　效　益气健脾，温肾柔肝，活血通络。

主　　治　气血虚弱、肾阳不足所致的虚弱病证，如气短乏力、面色无华、食欲不振、头晕心悸、腰膝酸软无力等症。平素气血不足，偏于虚寒者，如无明显症状，也可饮用。

用法用量　口服。根据个人酒量，每次服10～50ml，每天服2～3次；或不拘时，适量饮用。

来　　源　引自《元汇医镜》。

（十）长春酒

配　　方　炙黄芪、人参、白术、白茯苓、当归、川芎、姜半夏、熟地黄、官桂、橘红、制南星、白芍、苍术、丁香、木香、沉香、姜厚朴、砂仁、草果仁、青皮、槟榔、白豆蔻、藿香、木瓜、五味子、石斛、杜仲、薏苡仁、枇杷叶、炒神曲、炙桑白皮、炒麦芽、炙甘草各9g，白酒10L。

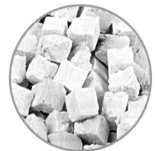

制　　法　将上述诸药如常法炮制加工后，各按净量称准，混匀，等分为20包。每用1包，装入药袋中，置于洁净容器中，加入白酒10kg，密封，浸泡8～15天（按季节气温酌定）左右，即可服用。

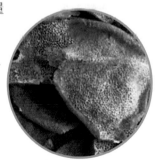

功　　效　益气养血，理气化痰，健脾和胃。

主　　治　气血不足、痰湿内盛、饮食不消所致的气短乏力、面色少华、食欲不振、胸闷痰多、呕逆、腹胀等症。

| 用法用量 | 口服。每天服用10ml，每天2次。 |

| 注意事项 | 阴虚而有燥热表现者忌服。 |

| 来　　源 | 引自《寿世保元》。 |

（十一）冬虫夏草补酒

| 配　　方 | 冬虫夏草5g，生晒参10g，龙眼肉30g，淫羊藿15g，玉竹30g，白酒500ml，黄酒500ml。 |

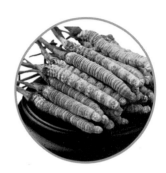

| 制　　法 | 将上述诸药共研粗末或切成片，装入药袋中，扎紧药袋口，置于洁净容器中，再将白酒、黄酒混合后浸泡上述诸药14天，即得。 |

| 功　　效 | 补气益肺，补肾纳气。 |

| 主　　治 | 气虚咳喘、腰膝酸软。 |

| 用法用量 | 口服。每次服20～30ml，每天服2次。 |

| 来　　源 | 引自《民间百病良方》。 |

（十二）龙眼酒

| 配　　方 | 龙眼肉200g，白酒1L。 |

| 制　　法 | 将上述诸药放入容器中，加入白酒，密封。浸泡15天后即可取用。 |

| 功　　效 | 益气血，补心血，安神增智。 |

| 主　　治 | 思虑过度，劳伤心脾引起的惊悸、失眠、健忘、食少、体倦以及虚劳衰弱的气血不足症。 |

| 用法用量 | 口服。每次服10～20ml。 |

| 来　　源 | 引自《民间百病良方》。 |

（十三）参枣酒

| 配　　方 | 生晒参30g，红枣100g，蜂蜜200g，白酒2L。 |

| 制　　法 | 生晒参切成薄片，红枣洗净，晾干剖开去核，将上述诸药放入净容器内，白酒浸泡，密闭容器。14天后开启，滤去药渣后，滤液内加蜂 |

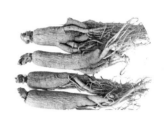

蜜，调和均匀，装瓶密闭备用。过滤后的药渣可放回原容器内，加少许白酒继续浸泡待用。

功　　效	补中益气，养血安神。
主　　治	精神倦怠、面色萎黄、食欲缺乏、心悸气短、遇事善忘、失眠多梦、舌淡脉弱。
用法用量	口服。每天早、晚空腹各服1次，每次服10～20ml。
注意事项	感冒时暂不服用。
来　　源	引自《民间百病良方》。

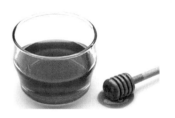

（十四）益气健脾酒

配　　方	党参30g，炒白术20g，炙甘草10g，茯苓20g，白酒500ml。
制　　法	将上述诸药共研为粗末或切片，装入药袋中，扎紧药袋口，置于洁净容器中，白酒浸泡。7天后取出即可饮用。
功　　效	健脾益气。
主　　治	虚劳体弱羸瘦、气短乏力、精神倦怠等症。
用法用量	口服。每次服10～20ml，每天服2次。
注意事项	消化性溃疡病患者忌服。
来　　源	引自《太平惠民和剂局方》。

（十五）金樱子酒

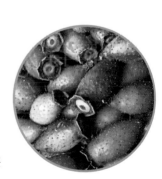

配　　方	金樱子150g，巴戟天、黄芪各45g，何首乌60g，党参、杜仲、黄精、鹿筋各30g，菟丝子、枸杞子各15g，蛤蚧1对，谷养康粮食酒2500g。
制　　法	将上药加工成小块后，与谷养康粮食酒共置入洁净容器中，密封浸泡15天即成。

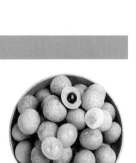

功　　效	益气生血，补肾固精。
主　　治	气血双亏，体质羸弱，头晕目眩，体倦无力，遗精，早泄，小便频数而清长和遗尿等症。
用法用量	口服。早、晚各1次，每次饮用20～30ml。
注意事项	外感发热者勿服。
来　　源	引自《常用养身中药》。

（十六）参芪酒

配　　方	黄芪30g，怀山药20g，党参30g，茯苓20g，扁豆20g，白术20g，甘草20g，大枣15枚，白酒1500ml。
制　　法	将上述诸药共研粗末或切片，装入药袋中，置于洁净容器中，加入白酒，密封，置阴凉干燥处，浸泡14天后，即可饮用。
功　　效	益气健脾，兼补血。
主　　治	气虚乏力、不思饮食、面黄肌瘦、血虚萎黄等症。
用法用量	口服。每次温服10～20ml，每天早、晚各服1次。
来　　源	引自《药酒汇编》。

注意事项

（1）气虚血虚者，平时应多食用补血益气的食物，如红枣类、坚果类，以及较为昂贵的人参等补品。

（2）有些水果不仅发挥着美容的功效，而且对于补气养血也有很好的帮助，最常见的水果以龙眼为代表，由于这类水果里面含有丰富的营养元素，以及人体所必需的微量元素，所以经常食用可以对身体进行及时补充。

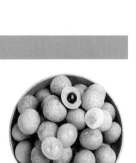

（3）气虚血虚者，可以用汤汁调养身体，尤其是气血不好的人，可以用乌鸡、人参、银耳等制作成汤汁，既可以被身体快速吸收，又可以达到很好的补充效果。

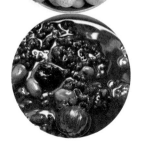

（4）平时可以食用一些补血补气粥，如龙眼黑米红枣

粥、南瓜小米粥、山药红枣糯米粥、百合红枣粥等，都是
补气补血的粥品。

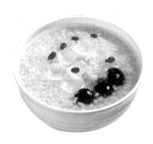

滋阴温阳类药酒

药酒进补讲究"辨证施治"，进补前先辨明体质，阴虚滋阴，阳虚温阳，不同体质的人需进补不同的药酒，以免进补不成，反倒伤身。

（1）阴虚者，常常表现为五心烦热、盗汗、口干舌燥、口渴等，这样的人通过药酒进补，需要滋阴补肾。此类人群可选用知母、生地黄、麦冬、女贞子、山茱萸、枸杞子等中药泡酒进补；同时，可适当进食鸡肉、白木耳、海鲜等食物。

（2）气虚者，常常表现为精神倦怠、语气低微、容易出虚汗、呼吸短促、疲乏无力、舌淡苔白。此类人群可以选用太子参、黄芪、白术、人参、党参、当归、川芎、大枣、白参、红参等大补元气；同时，可以在此基础上加入鹿茸、三七等，以疏通血脉。

（3）阳虚者，常常表现为腰膝酸软、鼻流清涕、手足冰凉、小便清长、夜尿频频、大便稀溏、面色㿠白，属于阳虚体质，这类人群适合益气养阴类药物。日常可以选用鹿茸、冬虫夏草、肉苁蓉等泡药酒进补；同时，也可以用熟地黄、人参、干姜、羊肉或狗肉等炖食；还可以内服金匮肾气丸、龟鹿补肾丸、十全大补丸、人参大补丸等药物，以益气养阴。

（4）血虚者，常常表现为头晕、心慌、失眠、健忘、面色黄、唇甲苍白、手足发麻。此类人群可以选用熟地黄、当归、首乌、龙眼肉等中药泡药酒进补；同时，也可适当服用归脾丸、十全大补丸等药物，以温补气血。

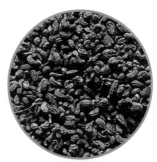

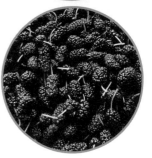

一、滋阴药酒

（一）二至桑椹酒

配　　方	旱莲草200g，女贞子200g，桑椹200g，白酒4L。
制　　法	将旱莲草切碎，同女贞子、桑椹用药袋盛之，扎紧药袋口，放入干净容器中，入白酒浸泡，密封。7天后开启，去药酒，过滤取液，装瓶备用。
功　　效	补肝肾，滋阴血。
主　　治	肝肾阴虚，头晕目眩，耳鸣眼花、腰膝酸软，脱发，遗精，失眠多梦，妇女月经过多等症。
用法用量	口服。每次服20～30ml，每天服1～2次，空腹饮用。
来　　源	引自《医便》。

（二）天王补心酒

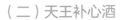

配　　方	人参20g，麦冬40g，玄参20g，丹参20g，柏子仁40g，茯苓20g，远志20g，当归40g，桔梗20g，天冬40g，五味子20g，酸枣仁40g，生地黄100g，白酒4L。
制　　法	将上述诸药共研为粗末，装入药袋中，扎紧约袋口，放入干净容器中，加入白酒，密封浸泡。7天后开封，去药渣，过滤，装瓶备用。
功　　效	滋阴清热，养心安神。
主　　治	阴血不足，心烦失眠，精神衰疲，健忘盗汗，大便干结。
用法用量	口服。每天临睡前半小时服20ml。
注意事项	脾胃虚寒，湿痰多者慎用。

| 来　　源 | 引自《摄生秘剖》。 |

（三）天冬酒Ⅰ

配　　方	天冬15kg，糯米11kg，酒曲5kg。
制　　法	将天冬（去心）捣碎，以水220L，煎至减半，糯米浸，沥干，蒸饭，候温，入酒曲（压碎）和药汁拌匀，入瓮密封，保温，如常法酿酒。酒熟，压去糟，收贮备用。
功　　效	清肺降火，滋肾润燥。
主　　治	肺肾阴亏、虚劳潮热、热病伤津、燥咳无痰。
用法用量	口服。每天临睡前服20～30ml。
注意事项	凡风寒咳嗽，脾胃虚寒和便溏者不宜服用。
来　　源	引自《本草纲目》。

（四）二至益元酒

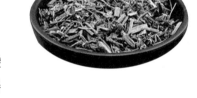

配　　方	女贞子30g，熟地黄20g，桑椹20g，旱莲草30g，白酒500ml，黄酒1L。
制　　法	将上述诸药共研为粗末，装入药袋中，扎紧药袋口，置于洁净容器中，加入白酒、黄酒，混合后密封浸泡上述诸药。7天后取出药袋，压榨取液，将榨取液和药酒混合，静置，过滤即得。
功　　效	滋养肝肾，益血培元。
主　　治	肝肾阴虚，腰膝酸痛，眩晕，失眠，须发早白，也可用于神经衰弱，血脂过高。
用法用量	口服。每次服20ml。每天服2次。
注意事项	脾胃虚寒，大便溏薄者慎用。
来　　源	引自《中国药物大全》。

（五）长生酒Ⅰ

| 配　　方 | 枸杞子、茯神、生地黄、熟地黄、山茱萸、牛膝、远志、五加皮、石菖蒲、地骨皮各18g，白酒2L。 |

| 制　　法 | 将上述诸药共研为粉末，装入药袋中，置于洁净容器中，加入白酒密封，浸泡2周后即可取用。酒尽添酒，味薄即止。 |

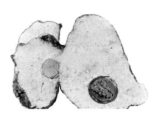

| 功　　效 | 滋补肝肾，养心安神。 |
| 主　　治 | 肝肾不足、腰膝乏力、心悸、健忘、须发早白等症。 |

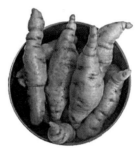

用法用量	口服。每天早晨服10～20ml，不可过量。
注意事项	忌食萝卜。
来　　源	引自《惠直堂经验方》。

（六）地黄酒Ⅰ

配　　方	生地黄汁1200ml，大麻子100g，杏仁100g，糯米1000g，酒曲150g。
制　　法	先以生地黄汁渍曲，待发酵；糯米做饭，冷暖适宜，杏仁、大麻子研末，与米饭拌匀，共分8份。每取1份，投曲汁中和之，候饭消；再取第二份，依法酿制，依此类推。如此，待酒沸定，封泥27天。取清液，备用。
功　　效	滋阴充悦，益气明目。
主　　治	虚羸。
用法用量	口服。每次温服50～100ml，每天服2次。
来　　源	引自《外台秘要》。

（七）杞蓉补酒

| 配　　方 | 枸杞子30g，何首乌（制）30g，肉苁蓉30g，麦冬30g，当归20g，补骨脂20g，茯苓20g，栀子10g，牛膝20g，红花20g，神曲20g，冰糖150g，白酒2L。 |
| 制　　法 | 将上述诸药共研为粗末，装入药袋中，扎紧药袋口，置于洁净容器中，加入白酒浸泡14天，去渣过滤取液。再将冰糖打碎入药酒内， |

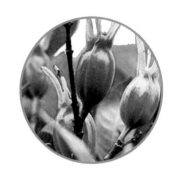

和匀，分装，备用。

| 功　　效 | 补肝肾，益精血。 |

| 主　　治 | 腰膝酸软、头晕目眩、精神倦怠、健忘耳鸣、少寐多梦、自汗盗汗、舌淡白、脉沉细。 |

| 用法用量 | 口服。每次服10～15ml，每天服2次。 |

| 注意事项 | 孕妇忌服；感冒者暂时停服。 |

| 来　　源 | 引自《宁夏药品标准》。 |

（八）滋阴百补药酒

| 配　　方 | 熟地黄90g，生地黄90g，制首乌90g，枸杞子90g，沙苑子90g，鹿角胶90g，当归75g，肉苁蓉60g，白芍60g，人参60g，胡桃肉75g，龙眼肉75g，牛膝60g，白术60g，玉竹60g，龟甲胶60g，白菊花60g，五加皮60g，黄芪45g，锁阳45g，杜仲45g，地骨皮45g，丹皮45g，知母45g，黄柏30g，肉桂30g，白酒16L。 |

| 制　　法 | 将上述诸药研为细末，装入药袋中，置于洁净容器中，冲入热白酒，密封，浸泡15天后即可取用。 |

| 功　　效 | 滋阴泻火，益气助阳。 |

| 主　　治 | 阴虚阳弱、气血不足、筋骨痿弱者服用，可改善由此引起的劳热（自觉午后发热）、形瘦、食少、腰酸腿软等症。体质偏于阴阳两弱者适宜饮用，有养生保健之功。 |

| 用法用量 | 口服。每次温服10～30ml，或适量饮用，每天早、晚各服1次。 |

| 来　　源 | 引自《林氏活人录汇编》。 |

（九）巴戟天酒

| 配　　方 | 巴戟天150g，枸杞根皮100g，牛膝150g，麦冬100g，地黄100g，防风100g，白酒7L。 |

| 制　　法 | 上述诸药宜生用，如无，干品亦可。将上述诸药捣碎，置于洁净容器中，加入白酒，密封，浸泡7天后，过滤 |

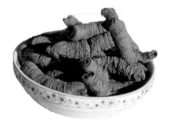

去渣即成。

功　　效	滋肾助阳，祛风逐寒。
主　　治	虚羸、阳道不举、五劳七伤等病，能食下气。
用法用量	口服。不拘时，随量温饮，常令酒气相及，勿至醉吐。
来　　源	引自《备急千金要方》。

（十）葡萄酒Ⅰ

配　　方	红曲1250g，干葡萄末250g，糯米1250g。
制　　法	按常法酿酒。将糯米蒸熟，候冷，入曲与葡萄末、水10L，搅拌令匀，入瓮盖覆，保温，候熟即成。
功　　效	养胃阴，健脾胃。
主　　治	胃阴不足、纳食不佳、肌肤粗糙、容颜无华。
用法用量	口服。每次服15ml，每天服2次，随量温饮，勿醉。
来　　源	引自《古今图书集成》。

（十一）当归枸杞酒

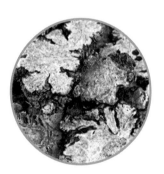

配　　方	当归30g，鸡血藤30g，熟地黄30g，白术20g，枸杞子30g，川芎20g，白酒1500ml。
制　　法	将上述诸药洗净，晒干切细，装入药袋中，扎紧药袋口，放入酒坛中，密封。30天后启封，过滤，去渣，备用。
功　　效	滋阴养血，调补肝肾。
主　　治	中老年人阴血不足，肝肾两虚，肢体麻木，腰腿酸软，步履困难，视物昏花，记忆力减退。
用法用量	口服。每次10～20ml，每天早、晚各服1次。
来　　源	引自《临床验方集》。

（十二）补心酒

配　　方	麦冬60g，白茯苓30g，柏子仁30g，当归身30g，龙眼肉30g，生地黄45g，低度白酒5L。

制　法 将上述诸药切碎或捣碎，装入药袋中，置于洁净容器中，加入白酒密封。浸泡7天后即可取用。

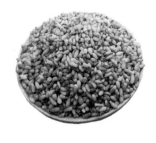

功　效 补血滋阴，宁心安神。

主　治 阴血不足，心神失养所致的心烦、心悸、睡眠不安、精神疲倦、健忘等症。

用法用量 口服。每次服30～50ml，每天服2次，或适量饮用。

来　源 引自《验方新编》。

（十三）秘传三意酒

配　方 大麻子30g，枸杞子50g，生地黄50g，白酒1.5L。

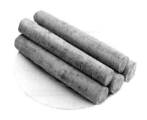

制　法 将上述诸药制为饮片，以药袋盛，白酒浸泡7天以上，过滤。

功　效 滋阴补血，清热生津。润肠活血。

主　治 阴虚血少，头晕口干，大便偏干燥等。

用法用量 适量饮服。

来　源 引自《松崖医经》。

（十四）补肾地黄酒

配　方 牛蒡根100g，生地黄100g，大豆（炒香）200g，白酒2.5L。

制　法 将前2味切片，与大豆一同入布袋、放入容器中，加入白酒，密封，浸泡5～7天后，即可取用。

功　效 补肾通络。

主　治 老年人肾水不足、风热湿邪、塞滞经络、心烦、关节筋骨疼痛、日久不已者。

用法用量 口服。每次服15～30ml，每天服3次，或不拘时，随量饮之，勿醉。

来　　源　引自《寿亲养老新书》。

（十五）枸杞酒 I

配　　方　枸杞根10kg，秋麻子仁300g，生地黄10kg，香豉200g，糯米50kg，酒曲10kg。

制　　法　将枸杞根加水煮，取汁，煮淋麻子仁、豆豉，三物药汁总和取6L，将生地黄细切和米蒸熟；生地黄取一半渍米馈，一半及曲和酿饭。候饭如人体温，以药汁和一处，拌匀，入瓮密封，经14天压取，封固，复经7天。初一度一酿，用麻子仁200g，多即令人头痛。

功　　效　滋阴，坚筋骨，填骨髓，消积瘀，利耳目，长肌肉，利二便。

主　　治　五脏邪气、消渴、风湿、下胸胁气、头风、五劳七伤、胃中积食、呕血、吐血、风症、伤寒、瘴疠毒气、烦躁满闷、虚劳喘嗽、脚气肿痹等症。

用法用量　口服。每次服10ml，每天服3次。

注意事项　勿食生冷、炸鸡鱼、面蒜、白酒，戒房事等。服药后要注意休息7～14天。

来　　源　引自《外台秘要》。

（十六）桑椹柠檬酒

配　　方　桑椹1000g，柠檬5个，白糖100g，米酒1.8L。

制　　法　将桑椹洗净，晒干；将柠檬去皮切开，与桑椹一同浸于酒中，10天后即可饮用，2个月后饮用效果更佳，此时将酒过滤，取出桑椹。

功　　效　补血养阴。

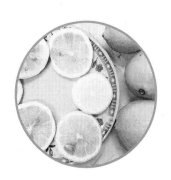

主　治　头晕、眼花、耳鸣、腰膝酸软等症。

用法用量　口服。每次服10ml，每天服2次。

来　源　引自《中国古代养生长寿秘法》。

（十七）熟地枸杞酒

配　方　熟地黄60g，枸杞子30g，檀香1g，白酒750ml。

制　法　将上述诸药捣碎，装入药袋中，置于洁净容器中，加入白酒，密封，每天振摇1次，浸泡14天后即可取用。

功　效　养精血，补肝肾。

主　治　病后体虚、精血不足、神疲乏力、腰膝酸软、阳痿、须发早白等症。

用法用量　口服。每次服20ml，每天服2次。

注意事项　凡脾虚气滞、痰多便清者忌服。

来　源　引自《药酒汇编》。

二、温阳药酒

（一）巴戟牛膝酒

配　方　巴戟天300g，生牛膝300g，白酒6L。

制　法　将上述诸药洗净，切碎，置于洁净容器中，加入白酒，密封，浸泡20～30天后，过滤去渣，即成。

功　效　补肾壮阳，强筋骨，祛风湿。

主　治　体质虚羸，阳道不举，五劳七伤百病等。

用法用量　口服。每次20ml，每天服2次。

来　源　引自《药酒汇编》。

（二）白术酒Ⅰ

配　方　白术150g，地骨皮150g，菊花90g，荆芥150g，糯米600g，酒曲30g。

| 制　　法 | 将前4味以水1500ml，煎至减半，去渣，澄清取汁，酿米，扭曲拌匀，如常法酿酒，至酒熟。 |

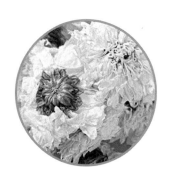

功　　效	温气散寒，祛风解毒。
主　　治	心虚寒气，心手不随。
用法用量	口服。随量饮之，常取半醉，勿令至吐。
来　　源	引自《备急千金要方》。

（三）八味黄芪酒

| 配　　方 | 黄芪60g，防风45g，五味子60g，萆薢45g，川芎45g，川牛膝45g，独活30g，山茱萸30g，白酒4L。 |

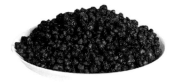

制　　法	将上述诸药共研为粗末或切片，装入药袋中，置于洁净容器中，加入白酒密封，浸泡5～7天后，即可取之饮用。
功　　效	益气活血，益肾助阳，祛风除湿。
主　　治	阳气虚弱、手足逆冷、腰膝疼痛。
用法用量	口服。每次空腹温服10～20ml，每天服1～2次。
来　　源	引自《圣济总录》。

（四）白玉露药酒

配　　方	当归30g，陈皮30g，肉桂24g，排草15g，木香6g，零陵香15g，公丁香6g，佛手18g，冰糖1000g，白酒6L。
制　　法	将上述诸药（除冰糖）与白酒一同放入容器中，密封浸泡7天后，再隔水煮蒸1小时，待冷却后启封，加入冰糖溶化即成。
功　　效	开胃顺气，温中祛寒。
主　　治	身体羸弱，食欲缺乏，食后易胀，面色淡白，胸腹胀闷不适。
用法用量	口服。每次饭前15～30ml，每天早、晚各1次。
注意事项	孕妇忌服。
来　　源	引自《临床验方集》。

（五）巴戟淫羊酒

配　　方	巴戟天250g，淫羊藿250g，白酒5L。
制　　法	将上述诸药切碎或切成薄片，与白酒一同放入容器中，密封浸泡7天后即可服用。
功　　效	壮阳，祛风。
主　　治	神经衰弱、性欲减退、风湿痹痛、肢体瘫痪、末梢神经炎。
用法用量	口服。每次服20ml，每天早、晚各服1次。
注意事项	凡阴虚火旺者（症见烦躁易怒，两颧潮红，盗汗，舌红而干等）忌服。
来　　源	引自《药物与方剂》。

（六）仙灵固精酒

配　　方	淫羊藿（去毛边，羝羊油炒黑）200g，金樱子（去子）500g，牛膝50g，归身（即当归身）50g，菟丝子100g，川芎50g，巴戟天50g，小茴香（炒）50g，破故纸（即补骨脂）（炒）100g，官桂50g，杜仲（姜炒）50g，沉香20g，白酒20L。
制　　法	用好火酒药袋盛药，悬胆煮三炷香，放土内埋3天，80小瓶以泥封口。
功　　效	壮阳固精，健筋骨，补精髓，广嗣延年。
主　　治	中年以后血气不足者；并治下元痼冷，腰膝无力，阳道不举，梦泄遗精。
用法用量	口服。每次服20～30ml，每天服2次。或随性饮服。
注意事项	阴虚火旺者慎用。
来　　源	引自《奇方类编》。

（七）仙灵二子酒

配　　方	淫羊藿30g，枸杞子30g，菟丝子30g，白酒500ml。
制　　法	将上述诸药捣碎，置于洁净容器中，加入白酒，密封，浸泡7天后，过滤去渣，即成。
功　　效	补肾壮阳。
主　　治	肾虚阳痿、腰腿冷痛等症。

用法用量　口服。每次服20～30ml，每天服2次。

来　　源　引自《民间百病良方》。

（八）淫羊藿酒

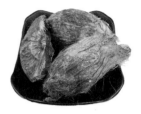

配　　方　淫羊藿（切鹅脂30g，炒）180g，陈皮15g，连皮大腹槟榔30g，黑豆皮30g，桂心3g，淡豆豉30g，生姜2g，葱白3根，白酒1200ml。

制　　法　将上述诸药细切，装入药袋中，置于洁净容器中，密封，用糠灰火外煨24小时，取出候冷。去渣，即成。

功　　效　补肾益精，壮阳通络，健脾利湿。

主　　治　肾虚精气不足遗症。

用法用量　口服。每次空腹或夜卧前各服100ml。服此酒后，再用紫霄花散浴药淋浴，壮阳气。

来　　源　引自《圣济总录》。

（九）仙茅酒

配　　方　仙茅（米泔水浸）120g，五加皮120g，龙眼肉100g，淫羊藿120g，白酒9L。

制　　法　将前3味切碎，与龙眼肉同放入容器中，加入白酒，密封，21天后，过滤去渣，即成。

功　　效　补肾阳，益精血，祛风湿，壮筋骨。

主　　治　阳痿而兼腰膝酸软，精液清冷，小便清长，手足不温，或见食少，睡眠不实等症。舌苔多白润，脉沉迟。

用法用量　口服。每次服10～15ml，每天早、晚各服1次。

注意事项　五心烦热，小便黄赤，舌红少苔，脉细数是阴虚有热的表现，禁用此酒。

来　　源　引自《妙一斋医学正印种子编》。

（十）扶老强中酒

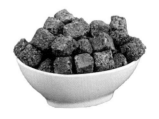

配　　方　炒麦芽50g，吴茱萸25g，干姜25g，神曲100g，白酒1500ml。

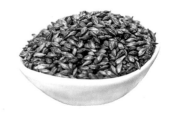

制　　法	将上述诸药共研成粗末，装入药袋中，扎紧药袋口，置于洁净容器中，加入白酒浸泡。7天后取出药袋，压榨取汁，将榨取液与药酒混合，静置，过滤后即可服用。
功　　效	温中消食。
主　　治	脾胃虚寒，消化不良，食少腹胀。
用法用量	口服。每次服10～20ml，每天服2次，饭前空腹服用。
来　　源	引自《传信适用方》。

（十一）灵脾血藤酒

配　　方	淫羊藿100g，鸡血藤80g，白酒（或米酒）1L。
制　　法	将上述诸药切碎，置于洁净容器中，加入白酒，密封，浸泡10天后，过滤去渣，即成。
功　　效	温补肾阳，舒筋活络。
主　　治	肾阳不足的腰膝痛、筋骨疼痛。
用法用量	口服。每次温服10～20ml，每天服3次。
来　　源	引自《药酒汇编》。

（十二）肉桂黄芪酒Ⅰ

配　　方	黄芪90g，肉桂90g，防风30g，蜀椒90g，巴戟天90g，石斛90g，泽泻90g，白茯苓90g，柏子仁90g，炮姜80g，独活30g，党参30g，白芍30g，川芎30g，茵陈30g，细辛30g，白术30g，炙甘草30g，栝楼根（即天花粉）30g，山萸30g，白酒2L。
制　　法	将上述诸药共研为粗末，置于洁净容器中，加入白酒，密封，浸泡7天后，过滤去渣，即成。
功　　效	温补脾肾，祛风除湿，温经通络。
主　　治	脾虚、肢体畏寒、倦怠乏力、四肢不欲举动、关节疼痛、不思饮食等症。

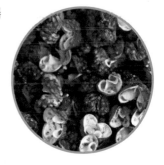

用法用量	口服。初服30ml，渐加之，以微麻木为度，每天服2～3次。
来　　源	民间验方。

（十三）助阳益寿酒

配　　方	老条党参20g，熟地黄20g，沙苑子15g，枸杞子20g，淫羊藿15g，公丁香15g，沉香6g，远志10g，荔枝肉10g，白酒1L。
制　　法	将上述诸药共制成粗末，装入药袋中，置于洁净容器中，加入白酒，密封，置阴凉干燥处，经3昼夜后，稍打开口盖，再置于文火上煮百沸，取下稍冷后，加盖，再放入冻水中拔去火毒，密封后置干燥处，经21天后开封，去掉药袋，即可饮用。
功　　效	补肾壮阳，益寿延年。
主　　治	肾虚阳痿、腰膝无力、头晕眼花、心悸、遗精、早泄、面色发白等症。
用法用量	口服。每次空腹温服10～20ml，每天早、晚各服1次。
来　　源	引自《药酒汇编》。

（十四）参茸补血酒

配　　方	人参15g，三七15g，茯苓15g，炙甘草15g，炒白术15g，鹿茸10g，黄芪30g，党参30g，熟地黄30g，炒白芍20g，当归20g，川芎20g，肉桂5g，白酒2L。
制　　法	将上述诸药共研为粗末，装入药袋中，扎紧药袋口，置于洁净容器中，加入白酒浸泡。14天后取出药袋，压榨取液，将榨取液与药酒混合，静置，过滤即可服用。
功　　效	补元气，壮肾阳，益精血，强筋骨。
主　　治	心肾阳虚、气血两亏、腰膝酸软、精神不振、身倦乏力、头晕耳鸣、遗精滑精、盗汗自汗、子宫虚寒、崩漏带下等。
用法用量	口服。每次10～15ml，每天服2～3次。
注意事项	阴虚火旺者慎用；伤风感冒忌用，高血压忌用。

来　源	引自《临床验方集》。

（十五）核桃酒

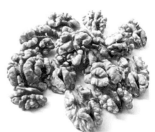

配　方	核桃仁30g，补骨脂15g，小茴香5g，杜仲15g，白酒500ml。
制　法	将上述诸药切碎，置于洁净容器中，加入白酒，密封，浸泡15天后，过滤去渣，即成。
功　效	温阳补肾，固精。
主　治	肾阳虚弱、腰膝酸软、阳痿滑精、小便频数等。
用法用量	口服。每次服20ml，每天服2次。
注意事项	凡阴虚火旺者忌服。
来　源	引自《药酒汇编》。

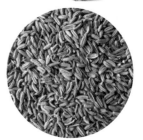

（十六）菊杞调元酒

配　方	菊花90g，枸杞子90g，肉苁蓉90g，巴戟天90g，白酒2L。
制　法	将上述诸药共研成粗末，装入细药袋并扎紧袋口，放入酒坛中，加入白酒，密封浸泡7天后，启封过滤，兑入1.5L冷开水即成（也可不加冷开水）。
功　效	温肾壮阳，养肝明目。
主　治	年老体弱，元气亏而致下元虚冷，小便清长，少腹失温，腰膝酸软，筋骨痛楚，听力失聪，视物不清等症。
用法用量	口服。早、晚各空腹温服20～30ml，每天服2次。
来　源	引自《药酒验方选》。

（十七）参茸酒 I

配　方	人参60g，鹿茸30g，防风3g，鳖甲3g，萆薢3g，白术3g，玉竹3g，羌活3g，川牛膝3g，独活3g，杜仲3g，当归6g，秦艽6g，红花6g，枸杞子6g，丁香2g，冰糖120g，白酒10L。
制　法	用多年贮存的白酒10L，将药料入酒内封固，存数年，将药料滤出，

加入冰糖，白酒1L，兑后使用。

功　　效	温阳益气，育阴和血，祛风除湿。
主　　治	气血亏虚，四肢酸痛。
用法用量	口服。每次20ml，每天1～2次。
来　　源	引自《清太医院配方》。

（十八）清宫换春酒

配　　方	肉苁蓉25g，巴戟天15g，枸杞子30g，人参15g，白酒2L。
制　　法	本酒是根据清代宫廷秘方，将上述诸药切成薄片，加入低度酒中，密封浸泡7天，即可饮用。
功　　效	壮肾阳，益精血。
主　　治	身体虚损、神疲健忘、腰膝酸软、阳痿、遗精、性功能减退等虚损之症。
用法用量	口服。每次20ml，每天服（午饭、晚饭后）2次，或佐餐饮用。
来　　源	引自中国中医研究院西苑医院。

（十九）健步酒方

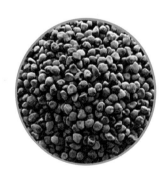

配　　方	生羊肠（洗净晾燥）1具，龙眼肉120g，沙苑子（隔纸微焙）120g，苡仁（即薏苡仁）120g，仙茅120g，淫羊藿120g，滴花烧酒1L。
制　　法	将上述诸药切碎，置于洁净容器中，加火烧酒，密封，浸泡21天后，过滤去渣，即成。
功　　效	温肾补虚，散寒利湿。
主　　治	下部（焦）虚寒者宜之。
用法用量	口服。频频饮之，常令酒气相续为妙。
来　　源	引自《随息居饮食谱》。

（二十）鹿茸冬虫夏草酒

| 配　　方 | 冬虫夏草90g，鹿茸20g，高粱酒1500ml。 |

| 制　　法 | 将上述诸药切薄片，置于洁净容器中，加入白酒，密封，浸泡10天后，过滤去渣，即成。 |

| 功　　效 | 补肾壮阳。 |

| 主　　治 | 肾阳虚衰、精血亏损所致的腰膝酸软无力、畏寒肢冷、男子阳痿不育等症。 |

| 用法用量 | 口服。每次服20～30ml，每天服2次。 |

| 注意事项 | 阴虚者禁用。 |

| 来　　源 | 引自《河南省秘验单方集锦》。 |

（二十一）硫黄酒

| 配　　方 | 川椒120g，老硫黄30g，诃子72粒，白酒500ml。 |

| 制　　法 | 将上述诸药捣碎，置于洁净容器中，加入白酒，密封，浸泡7天后，过滤去渣，即成。 |

| 功　　效 | 温肾壮阳。 |

| 主　　治 | 精虚百损。 |

| 用法用量 | 口服。少量饮之（约5～10ml），不必多杯。 |

| 来　　源 | 引自《普济方》。 |

注意事项

（1）"春夏养阳、秋冬养阴"，冬季外界阴气旺盛，饮食中宜多挑温阳之品。在进补温阳时，也要适当地滋阴润燥，可以选择麦冬、百合、莲子、枸杞子等食用。大补上火者，可以选择一些清热的食物，如马蹄、甘蔗、芹菜等。

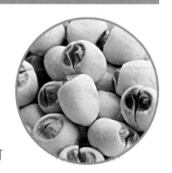

（2）羊肉、牛肉、生姜、当归、韭菜、龙眼等，均可以进补温阳。

（3）应适当运动，增强体质，如慢跑、散步、太极拳、瑜伽等。

（4）平时作息应当顺应自然，冬季可以稍微睡久一点，睡眠时间可达8～9小时，有助于收敛阳气。岭南地区的冬季以湿冷为主，并且室内多没有安装暖气，冬季在室内会越坐越冷，此时不仅人要多穿衣物，室内也要注意保暖。

第三节　健脾和胃类药酒

食物的摄取、消化、吸收与输布全身主要靠脾胃功能完成，因此脾胃功能好坏对人体健康十分重要。

脾胃功能好坏与中医的"脾气"密切相关。脾胃之气旺则食欲盛、消化吸收佳，全身营养物质充足，五脏充盛，身体强壮；反之，脾胃之气虚弱则食欲不振、消化不良，肠道无法吸收，定会导致营养不良，五脏空虚，全身虚弱。脾被称为"后天之本""生化之源"，养生必须保脾胃之气。老年人脏腑功能日衰，脾胃消化、吸收和运输功能也日益减弱，所以提高老年人的脾胃功能，保护好脾胃之气十分重要。

健脾和胃药酒就是一类用于补益脾胃、增进食欲、帮助消化、改善全身营养，进而增强体质的保健品。

（一）补中益气酒

配　　方	黄芪30g，白术20g，陈皮、柴胡各10g，当归9g，党参15g，升麻6g，甘草9g，黄酒1000ml。
制　　法	将上述诸药捣成粗末，放入酒坛内加黄酒搅拌均匀，密封浸泡5～7天，启封滤去药渣，澄清装瓶备用。
功　　效	补中健脾、益气升阳。
主　　治	脾胃气虚所致的饮食无味、虚汗自汗、气少懒言、四肢乏力、肛肠下垂、子宫下垂、胃下垂、泻痢、苔白脉虚等症。
用法用量	口服。每天2次，早、晚各1次，每次服20～30ml，温热饮用。
来　　源	引自《脾胃论》。

（二）补脾和胃酒

配　　方	人参、怀山药各40g，白术50g，生姜20g，五味子、山茱萸、山楂各30g，白酒2500ml。
制　　法	将上述诸药切薄片或捣碎，装入药袋中，再置于容器中，加入白酒，

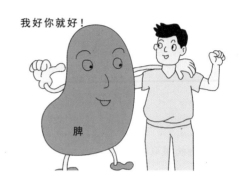

我好你就好！

脾

密封，浸泡21天后过滤去渣即成。

功　　效	补脾胃、益气力、和血脉、助消化。
主　　治	脾胃虚弱、食欲不振、肾虚遗精、泄泻、肢冷等症。
用法用量	口服。每次服15～20ml，每天早饭、晚饭后（约1小时后）各服1次。
来　　源	引自《药酒汇编》。

（三）参附酒

配　　方	人参30g，大茴香15g，制附子、砂仁、白术各20g，白酒1000ml。
制　　法	将上述诸药捣成粗末，装入白药袋，扎紧口，于酒坛中加白酒浸透密封，埋入地下浸泡14天，启封，提出药袋挤出酒液后弃去，药酒澄清，装瓶备用。
功　　效	补气健脾、开胃消食、散寒止痛。
主　　治	脘腹冷痛、喜温喜按、食少纳呆、泛吐清水、四肢不温、大便溏稀等症。
用法用量	口服。三餐前空腹温饮10～20ml。每天早、中、晚各服1次。
来　　源	引自《临床验方集》。

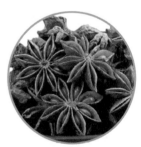

（四）参术茯苓酒

配　　方	人参20g，白术40g，炙甘草、大枣各30g，茯苓40g，生姜20g，白酒1000ml。
制　　法	将上述诸药捣成粗末，放入净瓷坛中，加白酒浸湿加盖密封，放阴凉处浸泡5～7天，经常摇动加快中药中有效成分溶于酒中，启封，滤去药渣，澄清装瓶备用。
功　　效	补气健脾、养血安神。
主　　治	脾胃气虚、气短乏力、面黄形瘦、食少便溏等症。

| 用法用量 | 口服。每天2次，每次服20～30ml。早、晚空腹温饮为佳。 |
| 来　源 | 引自《太平惠民和剂局方》。 |

（五）参术山药酒

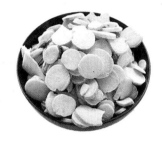

配　　方	人参10g，白术50g，炙甘草45g，当归50g，白芍、山药各40g，白酒1500ml。
制　　法	将上述诸药捣成粗末，放入瓷坛中加白酒搅拌均匀浸透，密封放阴凉处浸泡，或埋于地下浸泡，月余后取出滤去药渣，澄清装瓶即可饮用。
功　　效	补中益气、健脾和胃、养血调经。
主　　治	脾胃虚弱、食欲不振、腹胀便溏、面色萎黄、语声低微无力、舌苔薄白、脉细无力等症；尤其适合老年人肠胃功能紊乱以及各种慢性病所致的脾虚气弱证。
用法用量	口服。每天3次，早、中、晚各20～40ml，亦可随餐饮用。
来　源	引自《太平惠民和剂局方》。

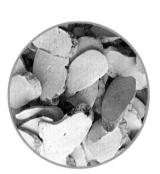

（六）调中补酒

配　　方	黄芪、党参各50g，苍术45g，木香35g，炙甘草30g，陈皮24g，升麻、柴胡各18g，白酒1800ml。
制　　法	将上述诸药捣碎成粗末，放入净坛内加白酒1800ml，浸透加盖密封于阴凉处浸泡并不断摇动，10天后启封滤出酒液，装瓶即可饮用。
功　　效	补气健脾、燥湿、导滞、升举阳气。
主　　治	中气虚弱、气滞不畅、湿困脾胃。症见口中无味、不思饮食、胸腹胀满、精神不振，或大便溏稀、脉细弱无力、舌质淡白。
用法用量	口服。每天午饭、晚饭时取1小杯佐餐饮之。
来　源	引自《脾胃论》。

（七）党参白术酒

配　　方　党参、山药各45g，白术、茯苓、薏苡仁各30g，甘草、砂仁各24g，白酒2000ml。

制　　法　将上述诸药捣碎成粗末，放入净瓷坛中，加白酒搅拌润湿，加盖密封，于阴凉处浸泡7～10天，启封滤去药渣，澄清装瓶备用。

功　　效　补气健脾、和中养胃。

主　　治　脾胃虚弱之食物不化、腹胀便溏、饮食减少、四肢无力、脉象虚弱等症。

用法用量　口服。每天2次（早、晚），每次饮用20～30ml。

来　　源　引自《太平惠民和剂局方》。

（八）苁蓉酒

配　　方　肉苁蓉30g，肉豆蔻、山茱萸各15g，朱砂5g，白酒600ml。

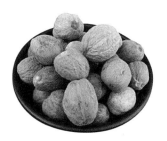

制　　法　将朱砂研成细末，剩余药物捣成粗末，放入酒坛中，加入白酒600ml，搅拌均匀，加盖封口，浸泡并经常摇动搅拌，25天后即可启封，滤出酒液，装瓶备用。

功　　效　温脾补肾、润养精血、镇惊安神。

主　　治　脾肾两虚引起的腰酸腿软、遗精、脘腹痛、食欲不振、泄泻、心神不宁等症。若心慌偏盛可加远志、龙眼肉，泄泻明显可加补骨脂、五味子。

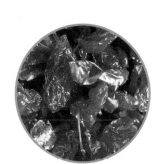

用法用量　口服。每天早、中、晚各1次，每次空腹饮服7～15ml。

来　　源　引自《药酒汇编》。

（九）佛手酒Ⅰ

配　　方　佛手、干荸荠、莲子肉、柿饼、橄榄、龙眼肉、薏苡仁各40g，米酒2000ml。

制　　法	将上述诸药加工成粗末，放入酒坛中加米酒搅拌均匀，密封，浸泡7～10天，经常摇动，促进药中有效成分溶出，启封后用细纱布过滤除渣，澄清装瓶即可服用。
功　　效	健脾和中、通膈开胃。
主　　治	反胃、噎膈之症。
用法用量	口服。每天3次，每次饭前空腹温饮20～30ml。
来　　源	引自《验方新编》。

（十）草果酒

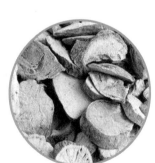

配　　方	草果10g，山楂5g，白酒250ml。
制　　法	将上述诸药捣碎成粗末，放入酒坛中，加白酒搅拌均匀，加盖密封，于阴凉处浸泡7～10天，经常摇动酒坛，启封后滤取酒液，澄清装瓶备用。
功　　效	温中燥湿、化积消食、通气理中。
主　　治	消化不良、脘腹胀痛、反胃食积等症。
用法用量	口服。每天2次，早、晚每次各服10～15ml。
来　　源	引自《民间百病良方》。

（十一）复方元胡酒

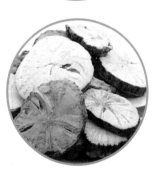

配　　方	延胡索（元胡）200g，防己200g，制川乌20g，洋金花10g，白酒2000ml。
制　　法	将洋金花与剩余3味药捣成粗末一同置于酒坛中，加入白酒搅拌浸透，加盖密封，放阴凉处浸泡7‐10天，经常摇动，启封后滤去药渣，澄清装瓶即可饮用。
功　　效	镇静止痛。
主　　治	胃脘痛、月经痛。
用法用量	口服。每天3次，早、中、晚各5～10ml。孕妇忌服。

| 来 源 | 引自《中药制剂汇编》。

（十二）健脾益气酒

| 配 方 | 党参、茯苓各30g，白术、甘草、陈皮各20g，半夏、木香、砂仁、生姜各12g，黄酒1500ml。

| 制 法 | 将上述诸药捣成粗末，放入净瓷坛中，加黄酒搅拌润湿，加盖密封，放阴凉处浸泡7～10天，启封过滤去渣，澄清装瓶备用。

| 功 效 | 补气健脾、和胃宽中。

| 主 治 | 脾胃虚弱所致的气虚乏力、不思饮食、脘腹胀闷、呕吐泄泻等症。

| 用法用量 | 口服。每天早、中、晚各服1次，每次温服20～30ml。

| 来 源 | 引自《时方歌括》。

（十三）复方龙胆草酒

| 配 方 | 龙胆草、砂仁各50g，陈皮40g，肉豆蔻10g，米酒1000ml。

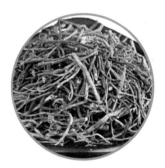

| 制 法 | 将上述诸药捣成粗末，装入药袋内，扎紧药袋口，放入酒坛中加米酒搅拌浸湿，加盖封口，放阴凉处浸泡5～7天，启封，提出药袋挤出酒液后弃去，药酒经澄清装瓶即可服用。

| 功 效 | 泻肝胆火、开胃健脾、温中行气。

| 主 治 | 消化不良、食欲不振、脘腹气胀等症。

| 用法用量 | 口服。每天服3次，早饭、午饭、晚饭后各服10～15ml。

| 来 源 | 引自《中药制剂汇编》。

（十四）人参三七酒

| 配 方 | 人参2g，三七、川芎各6g，当归、黄芪各20g，五加皮、白术各12g，甘草4g，五味子、茯苓各8g，白酒1000ml。

| 制 法 | 将上述诸药捣碎，置于洁净容器中，加入白酒，密封，浸泡15天后，过滤去渣，即成。

| 功 效 | 补益气血、养心安神。

主　治	劳倦过度、久病虚弱、失眠多梦、食欲不振、倦怠乏力等症。
用法用量	口服。每次服20ml，每天2次。
来　源	引自《药酒汇编》。

（十五）强身药酒

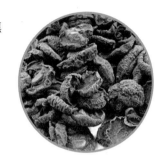

配　方	党参1000g，制首乌750g，牛膝、焦山楂、生地黄、桑寄生、丹参、熟地黄、五加皮、女贞子、鸡血藤、炒白术、山药、焦六神曲、炒麦芽、木瓜各500g，制香附、陈皮、姜半夏、桔梗、大枣各250g，红花125g，白酒86L。
制　法	将上述诸药研为粗末，加入白酒86L作溶媒，分2次热回流提取，每次2小时，然后回收药渣余液，合并酒液过滤，静置沉淀，取上清液，装瓶备用。
功　效	强身活血、健胃消食。
主　治	身体衰弱、神倦乏力、脾胃不和、食欲缺乏等症。
用法用量	口服。每次服15～25ml，每天2次。
来　源	引自《江苏省药品标准》。

（十六）万寿药酒

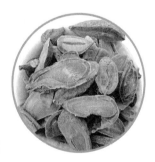

配　方	大枣300g，全当归30g，石菖蒲、郁金、五加皮、陈皮、茯神、牛膝、麦冬各15g，红花7.5g，白酒2000ml。
制　法	将上述诸药（红花除外）粉碎成末，放入酒坛中加白酒2000ml，加盖密封，浸泡7～10天，启封过滤去渣，澄清装瓶备用。
功　效	补脾胃、益气血、安心神。老年人饮用延年益寿。
主　治	体质虚弱、疲劳过度、形体消瘦、健忘、失眠或久病体弱、食欲不振等症。
用法用量	口服。每天早、晚各1次，每次20～30ml。

| 来　源 | 引自《奇方类编》。 |

（十七）人参远志酒

配　方	人参16g，当归10g，远志6g，龙眼肉8g，酸枣仁4g，白酒600ml，冰糖20g。
制　法	将上述诸药捣碎，装入药袋中，置于洁净容器中，密封，浸泡14天后，过滤去渣，即成。
功　效	补气血、安心神。
主　治	倦怠乏力、面色不华、食欲不振、惊悸不安、失眠健忘、虚烦头晕等症。
用法用量	口服。每次服10～15ml，每天2次。
来　源	引自《药酒汇编》。

（十八）参茸酒Ⅱ

配　方	人参60g，补骨脂（盐制）30g，鹿茸60g，佛手片30g，淫羊藿360g，红花30g，薏苡仁360g，砂仁30g，萆薢360g，苍术（炒）30g，熟地黄360g，乌药30g，陈皮360g，紫草30g，牛膝360g，防风30g，玉竹360g，乌梢蛇30g，红曲60g，枸杞子30g，木瓜60g，羌活30g，续断60g，川芎（酒制）15g，五加皮30g，草乌（制）15g，肉桂30g，檀香15g，白芍（炒）30g，豆蔻15g，当归30g，川乌（制）15g，青皮（醋制）30g，丁香15g，白芷30g，杜仲（盐制）30g，木香30g，白酒107.5L，白糖7.5kg。
制　法	将上述诸药和匀放入容器内加入白酒及白糖，搅拌均匀密封，浸泡1个月后即可取用。
功　效	滋补强壮、舒筋活血、健脾和胃。
主　治	身体虚弱、脾胃不振、精神萎靡等症。
用法用量	口服。每次服10～15ml，每天2次。
来　源	引自《新编中成药》。

（十九）吴萸香砂酒

| 配　方 | 吴茱萸、砂仁各6g，木香5g，生姜4g，淡豆豉30g，黄酒150ml。 |

| 制　法 | 将吴茱萸、砂仁、木香捣成粗末，生姜、淡豆豉切成碎末，放入酒坛中加黄酒搅拌均匀，加盖于水浴中加热，保持微沸2小时，冷却后密封，浸泡5～7天，启封过滤去渣，澄清装瓶备用。 |

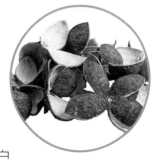

功　效	温中散寒、理气止痛。
主　治	外寒侵袭所致的胃脘痛、下腹痛及恶心呕吐、腹胀、恶寒、肢冷等症。
用法用量	口服。每天3次，每次30～50ml，早、中、晚温饮为佳。
来　源	引自《民间百病良方》。

（二十）西洋药酒

配　方	红豆蔻（去壳）、肉豆蔻（面裹煨，用粗纸包，压去油）、白豆蔻（去壳）、高良姜、甜肉桂各30g，公丁香15g，戢淮5g，白糖霜120g，鸡子清2枚，干烧酒500ml。
制　法	先将前7味各研细末，混匀备用；再将白糖霜加水1碗，入铜锅内煎化，再入鸡子清，煎十余沸，入于烧酒，离火，将药末入锅内拌匀，以火点着烧酒片刻，即盖锅，火灭，用纱罗滤去渣，入瓷瓶内，用冷水冰去火气即成。
功　效	温中散寒、理气止痛。
主　治	脾胃虚寒、气滞脘满、进食不化、呕吐恶心、腹泻腹痛之症。
用法用量	口服。每次温服15～30ml，每天2次，或不拘时，适量饮用，以瘥为度。
来　源	引自《冯氏锦囊秘录》。

（二十一）状元红酒 I

| 配　方 | 陈皮、青皮、当归各15g，丁香、白豆蔻、厚朴、栀子、麦芽、枳壳各6g，藿香9g，木香3g，红曲、砂仁各30g，冰糖1000g，白酒1000ml。 |
| 制　法 | 将上述诸药捣成粗末，放入酒坛中加白 |

酒搅拌均匀，密封浸泡7～10天，启封滤去药渣，澄清，装瓶即可服用。

功　　效	理气健脾、化滞消胀。
主　　治	肝郁脾虚、胸腹胀闷、食欲不振、呃逆、嗳气等症。
用法用量	口服。每天服2次，早、晚各服15～20ml。
来　　源	引自《全国中药成药处方集》。

（二十二）青梅酒

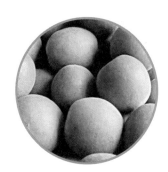

配　　方	青梅30g，白酒500ml。
制　　法	将青梅洗净放入净瓶内，加入白酒，盖好密封。每天摇动数下，经7天后启封即可服用。
功　　效	生津止渴，健脾开胃。
主　　治	食欲不振，蛔虫性腹痛，以及慢性消化不良性泄泻等症。
用法用量	口服。每天3次，每次15～20ml。
来　　源	引自《中国食品》。

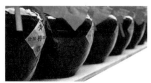

注意事项

（1）养成科学的饮食与生活习惯，少吃油炸、腌制、生冷、刺激性食物，进餐定时定量，做到每餐食量适度，不可暴饮暴食。

（2）坚持适当的体育锻炼。

（3）保持积极向上、轻松乐观的情绪。

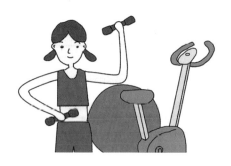

第四节　健脑安神类药酒

脑的功能和肾、心、肝三者的关系十分密切，肾藏精，精生髓，髓聚于脑，所以脑髓发育有赖于肾精的不断生化，肾精充足能改善大脑功能，增强智力，使人记忆力提高、反应敏捷。

心主神明，支配人的精神意识思维活动。如果心脏功能正常，气血充盛，则人的神志清醒，精力充沛，睡眠正常；反之则会出现心悸烦躁，失眠多梦，严重者出现昏睡、昏迷、狂躁等精神失常现象，健脑补心安神药酒服之有效。

肝藏血不足以及情绪不舒畅，郁闷不乐，急躁发怒，也容易出现烦躁、心悸失眠等症状。精血互生，补肾也可补肝，养心血亦可补养肝血，在肝郁气滞影响心神时，应该服疏肝解郁、养血安神药酒。

（一）养心安神酒

| 配　　方 | 枸杞子90g，酸枣仁60g，五味子50g，香橼40g，制首乌36g，大枣30枚，米酒2000ml。 |

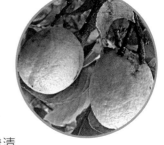

制　　法	将上述诸药捣成粗末，装入白药袋内，扎紧口，放入酒坛中加米酒浸湿，密封放阴凉处浸泡7～10天，经常摇动，启封后提出药袋，挤净酒液，澄清装瓶备用。
功　　效	养心和血、养肝安神。
主　　治	心肝血虚所致的心烦、失眠、多梦、健忘、神经衰弱等症。
用法用量	口服。每天饮用一次，每晚临睡前服20～30ml。
来　　源	引自《中国中医独特疗法大全》。

（二）地黄养血安神酒

| 配　　方 | 熟地黄50g，枸杞子、当归、炒薏苡仁、制首乌各25g，龙眼肉 |

20g，沉香米1.5g，白酒1500ml。

制　　法　将上述诸药共研为粗末，装入药袋中，扎紧药袋口，置于洁净容器中，加入白酒，密封浸泡，7天后取出药袋，压榨取液，将榨取液与药酒混合，静置，过滤即得。

功　　效　养血安神。

主　　治　失眠健忘、心悸怔忡、须发早白、头晕目涩等症。

用法用量　口服。每次服15～20ml，每天2次，温服。

来　　源　引自《惠直堂经验方》。

（三）安神酒

配　　方　龙眼肉250g，冰糖60g，米酒1500ml。

制　　法　将龙眼肉切碎，放入酒坛中加米酒和冰糖搅拌均匀，加盖密封放阴凉处浸泡30天后启封，滤去药渣，药酒澄清装瓶即可服用。

功　　效　补气血、益心脾、宁心安神。

主　　治　虚劳羸弱、心悸怔忡、健忘失眠、精神恍惚等症。

用法用量　口服。每天2次，早、晚各服20～30ml，药渣可随饮食用。

来　　源　引自《万病回春》。

（四）枸杞药酒

配　　方　枸杞子100g，熟地黄、黄精各20g，百合、远志各10g，白糖200g，白酒1000ml。

制　　法　将上述诸药捣成粗末，放入酒坛内加白酒和糖搅拌溶解，密封，放阴凉处浸泡30～40天后启封，滤出酒液，澄清装瓶备用。

功　　效　补肝肾、益精血、养心安神。

主　　治　肝肾不足、失眠、虚劳羸瘦、腰膝酸软等症。

用法用量　口服。每天早、晚各服1次，每天服10～15ml。

来　　源　引自《新编中成药》。

（五）归圆酒

配　　方　当归40g，龙眼肉150g，枸杞子50g，菊花40g，米酒2000ml。

制　　法　将前3味药物捣成粗末，与菊花一同放入酒坛中，加米酒搅拌均匀，加盖密封于阴凉处浸泡并经常摇动，7～10天后启封滤出酒液，澄清装瓶备用。

功　　效　补心脾、补肝肾、清热、养血安神。

主　　治　头晕目眩、心悸不安、血虚无力等症。

用法用量　口服。每天2次，每天早、晚各服20～30ml。

来　　源　引自《种福堂公选良方》。

（六）丹参酒

配　　方　丹参100g，米酒1000ml。

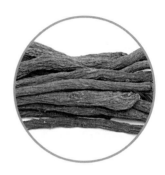

制　　法　将丹参捣成粗末，装入药袋中扎紧袋口，放入酒坛中加米酒密封，于阴凉处浸泡15天，经常摇动，启封后提出药袋挤出其中的酒液后弃去，酒液经澄清装瓶即可服用。

功　　效　活血祛瘀、调经止痛、凉血消痈、除烦安神。

主　　治　神经衰弱、记忆力减退、怔忡失眠、血栓闭塞性脉管炎等症。

用法用量　口服。每天3次，早饭、午饭、晚饭前温饮，每次10～15ml。

来　　源　引自《太平圣惠方》。

（七）虎骨健身养心酒

配　　方　虎胫骨（用狗胫骨倍量代，酥炙）50g，黄芪（锉）、桔梗（炒）、酸枣仁（炒）、茯神（云木）、羌活（去芦）、石菖蒲、远志（去心）、川芎、牛膝（酒浸1宿，切，焙）、熟地黄（焙）、萆薢、肉苁蓉（酒浸1宿，切，焙）、附子（生去皮、脐，以新汲水浸半日，又破作2片，换水浸1天，焙干）、石斛（去根）各50g，防风（去叉）、羚羊角（镑）各25g。

制　　法　将上述诸药锉细，以生药袋盛之，入醇酒1500ml浸之，密封瓶口，春夏两季3天，秋冬两季7天。

功　　效　补养肝肾、调顺血气、补虚祛邪。

主　　治　腰膝风痹、皮肤麻木或重着、步履艰难等症，久服去健忘、益心气、清头目、定神魂。

| 用法用量 | 口服。每次温饮1盏，每天2次，服尽，再添酒5L浸。 |
| 来　　源 | 引自《圣济总录》。 |

（八）玉灵酒

配　　方	龙眼肉100g，西洋参50g，冰糖200g，米酒1000ml。
制　　法	将西洋参粉碎，装入药袋中，同龙眼肉、冰糖一起放入坛中，加米酒浸泡，2～3周开盖，提出药袋，挤出所含酒液，即可饮酒食龙眼肉。
功　　效	补气血、益心脾之功效。
主　　治	心慌气短、失眠多梦等症，尤其适合老年人失眠多梦、气短、疲倦、多汗的治疗。
用法用量	口服。每天临睡前饮用20～30ml。
来　　源	引自《随息居饮食谱》。

（九）百益长春酒Ⅰ

配　　方	党参、茯苓、生地黄各90g，白术、白芍、当归各60g，川芎30g，红曲60g，桂花、龙眼肉各250g，高粱酒5000ml。
制　　法	将上述诸药碎成粗末，放入酒坛，加高粱酒加盖密封，浸泡经常摇动2～3周后启封，滤去药渣，澄清装瓶备用。
功　　效	补气健脾、补血益精、养心安神、润发美容。
主　　治	气血不足、心脾两虚之气少乏力、食少脘满、睡眠欠佳、面色无华等症。
用法用量	口服。每天早、晚各1次，每次10～15ml。
来　　源	引自《成药全书》。

（十）桑桂酒

| 配　　方 | 鲜桑椹500g，鲜龙眼肉250g，米酒1000ml。 |
| 制　　法 | 将鲜桑椹、龙眼肉用食品搅碎机粉碎成末，放入酒坛中，加米酒搅拌均匀，密封，放阴凉处浸泡7～10天，经常摇晃酒坛，启封，过滤去渣，澄清装瓶即可饮用。 |

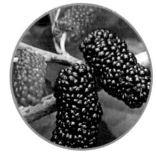

功　　效	滋阴养血、补心安神、补益脾胃。
主　　治	心脾两虚、阴虚血亏所致的心悸失眠、体弱乏力、耳聋目暗等症。
用法用量	口服。不拘时，随量饮用，勿过量致醉。
来　　源	引自《良朋汇集经验神方》。

（十一）茯神补酒

配　　方	茯神、黄芪各55g，白术、当归、酸枣仁、远志各45g，人参、炙甘草各30g，熟地黄50g，龙眼肉40g，木香24g，白酒2500ml。
制　　法	将上述诸药粉碎成粗末，放入瓷坛内加白酒浸透，加盖密封，置阴凉处浸泡15～20天，启封滤去药渣，澄清装瓶备用。
功　　效	补气血、健脾养心安神。
主　　治	面色萎黄、食少体倦、失眠健忘、心悸以及心脾两虚、气血不足诸症，或是妇女崩漏血虚、脾不统血之症。
用法用量	口服。每天早、晚各1次，每次饮20～30ml。
来　　源	引自《济生方》。

注意事项

（1）养成健康的饮食习惯，睡前可以喝一杯热牛奶助眠。

（2）睡眠环境尽量温湿度宜人，避免强光及噪音。

（3）坚持锻炼身体，保持健康的身心状态。

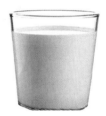

 第五节 **祛病强身类药酒**

祛病强身类药酒专为体质虚弱、抗病能力低下的人而备，它有增强人的体质，提高人的抗病能力的作用。合理运用这类药酒，标本兼治，对祛病强身具有显著的效果。

（一）鲁公酿酒

配　　方　干姜150g，踯躅150g，桂心150g，甘草150g，川续断150g，细辛150g，制附子150g，秦艽150g，天雄150g，石膏150g，紫菀150g，葛根120g，石龙芮120g，石斛120g，通草120g，石楠120g，柏子仁120g，防风120g，巴戟天120g，山茱萸120g，牛膝240g，天冬240g，制乌头20枚，蜀椒100g，糯米15kg，法曲500g。

制　　法　将前24味捣碎或切成薄片，以水5L浸渍3天，加入法曲合渍，糯米浸湿，沥干，蒸饭，候冷，入药材与水中拌匀，合酿。放入容器中，密封，放入保温处，候酒熟（约酿3天），去渣，即成。

功　　效　壮肾阳，祛风湿，温经通络。

主　　治　主风偏枯半死、行劳得风、若鬼所击、四肢蹙遂、不能行步、不能自解衣带、挛辟五缓六急、妇人带下、产乳中风、五劳七伤。

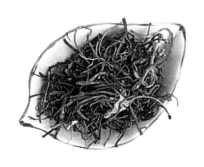

用法用量　口服。每次空腹服10～15ml，每天服2次。待酒尽取药渣，晒干研细末，服之（每次5g，酒送）。

来　　源　引自《备急千金要方》。

（二）冬虫夏草壮元酒

配　　方　冬虫夏草5g，人参10g，党参、熟地黄各20g，黄芪、制何首乌各15g，白酒500ml，黄酒500ml。

制　　法　将上述诸药共研为粗末，装入药袋中，扎紧药袋口，置于洁净容器中，将白酒、黄酒混合后浸泡上述诸药。14天后取出药袋，压榨取液，将榨取液与药酒混合，静置，过滤后即可服用。

功　　效　益气补肺、滋养肝肾。

主　　治　体虚、精神倦怠、头晕健忘等症。

用法用量　口服。每次服20ml，每天2次。

来　　源　引自《民间百病良方》。

（三）扶衰酒

| 配　　方 | 五味子、柏子仁、丹参各6g，龙眼肉、党参各9g，白酒600ml。 |

配　　方　五味子、柏子仁、丹参各6g，龙眼肉、党参各9g，白酒600ml。

制　　法　将上述诸药捣碎，装入药袋中，置于洁净容器中，加入白酒，密封，浸泡14天后（浸泡期间，每天振摇1次），过滤去渣，即成。

功　　效　补气血、滋肺肾、宁心安神。

主　　治　体虚无力、食欲缺乏、怔忡健忘、心悸不安、失眠等症。

用法用量　口服。每次服20ml，每天2次。

来　　源　引自《民间百病良方》。

（四）洞天长寿酒

配　　方　党参、炙黄芪、狗脊、女贞子、覆盆子各15g，熟地黄30g，制首乌、牛膝、当归、陈皮各12g，南沙参、炒杜仲、川芎、百合、茯苓、炒白芍各9g，炒白术、炙甘草、山药、泽泻各6g，白砂糖250g，白酒2500ml。

制　　法　将上述诸药共研为粗末，装入药袋中，扎紧药袋口，放入干净容器中，倒入白酒浸泡，密封。14天后开封；取出药袋，压榨取液，将取液与药酒混合，加白砂糖，搅拌均匀，溶解后过滤取液，装瓶密封备用。

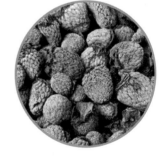

功　　效　补气血、益肾精。

主　　治　面色不华、倦怠乏力、心悸怔忡、耳鸣健忘、头晕目眩、自汗盗汗、口干咽燥、气短声怯、腰膝酸痛、遗精、阳痿等症。

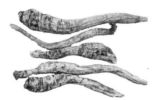

用法用量　口服。每次服10～20ml，每天2次。

来　　源　引自《民间百病良方》。

（五）复方冬虫夏草补酒

配　　方　冬虫夏草5g，人参10g，淫羊藿15g，熟地黄25g，白酒1000ml。

制　　法　将上述诸药共研为粗末，装入药袋中，扎紧药袋口，置于洁净容器中，加入白酒浸泡。14天后取出药袋，压榨取液，两液混合，静置，过滤后即可服用。

功　　效　补精髓、益气血。

主　　治　体质虚弱、用脑过度、记忆力减退、性功能减退、或肾虚咳喘、或肾虚久痹、肢麻筋骨痿软等症。

用法用量　口服。每次服20ml，每天1～2次。

来　　源　引自《民间百病良方》。

（六）人参姜蜜酒

配　　方　人参50g，新鲜老姜80g，蜂蜜100g，米酒1.8L。

制　　法　将整支人参和生姜片浸入酒中，并倒入蜂蜜3周后即可饮用，2个月后味减，原料不必取出可连续炮制。

功　　效　大补养身。

主　　治　体质虚弱。

用法用量　口服。每次服20ml，每天服2次。

来　　源　引自《浙江中医杂志》。

（七）枸杞山药酒

配　　方　枸杞子1500g，怀山药500g，黄芪、麦冬各200g，生地黄300g，糯米2000g，细曲300g。

制　　法　将前5味加工成粗末，置于砂锅中，加入清水3000ml，加盖，置于文火上煮数百沸，取下待冷，备用；将细曲（酒曲）压细，备用；将糯米加水浸，沥干，蒸饭，待冷，入药、曲拌匀放入容器中，密封，置于保温处，如常法酿酒。14天后酒熟，去渣，储瓶备用。

功　　效　滋补肝肾、益气生津。

主　　治　腰膝酸软、头晕目暗、精神萎靡、消渴等症。

用法用量　口服。每次服20ml，每天3次。

来　　源　引自《药酒汇编》。

（八）健康补肾酒

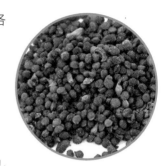

| 配　　方 | 熟地黄、龙眼肉、地骨皮、当归、牛膝各120g，沙苑子（炒）、杜仲（盐炒）、巴戟天（去心、盐炒）、枸杞子、菟丝子（炒）、楮实子（炒）、韭菜子（炒）、怀山药各60g，补骨脂（盐炒）30g，蔗糖480g，白酒9600ml。 |

制　　法 将前14味共制成粗末，置于洁净容器中，加入白酒和蔗糖制成的糖酒作溶剂，密封，浸渍48小时后，按渗滤法，以每分钟1~3ml的速度进行渗滤，收集滤液，静置，滤过，即成。

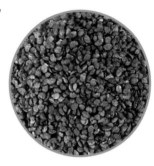

功　　效 补肾益脾、强健腰膝。

主　　治 脾肾虚弱、腰膝酸软、年老体虚、精神疲倦等症。

用法用量 口服。每次服20~30ml，每天2次。风寒感冒者停服。

来　　源 引自《药酒汇编》。

（九）桂心酒

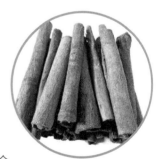

配　　方 桂心、牡丹皮、芍药、牛膝、土瓜根、牡蒙各120g，吴茱萸250g，大黄、黄芩、干姜各60g，虻虫200只，䗪虫、蛴螬、水蛭各70只，乱发灰（即血余炭）、细辛各30g，僵蚕50只，大麻仁、灶突墨各500g，生地黄180g，虎杖根、鳖甲各150g，庵䕡子450g，白酒6000ml。

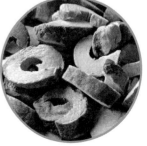

制　　法 将上述诸药共研为粗末，装入药袋中，置于洁净容器中，加入白酒，密封，浸泡

7~14天后，过滤去渣，即成。

功　　效	温经散寒、凉血消炎、搜风通络、散瘀止痛。
主　　治	寒凝血瘀、骨节疼痛之症。
用法用量	口服。每次初服20ml，渐加至30~40ml，每天2~3次。
来　　源	引自《普济方》。

（十）健身药酒

配　　方	巴戟天、肉苁蓉各15g，黄精、金樱子、淫羊藿、熟地黄、女贞子、菟丝子各15g，远志、当归、雄蚕蛾（炒去翅）、制附子各10g，黄芪20g，白酒2000ml。
制　　法	将上述诸药共研为粗末，装入药袋中，扎紧药袋口，置于洁净容器中，加入白酒密封浸泡。14天后取出药袋，压榨取液，两液合并，静置，过滤后即可服用。
功　　效	强腰固肾、补气壮阳。
主　　治	身体虚弱、阳痿不举、腰膝酸软、身倦乏力、虚喘咳嗽等症。
用法用量	口服。每次服10~20ml，每天1~2次，饭前饮服。
来　　源	引自《临床验方集》。

（十一）固本酒I

配　　方	生地黄60g，熟地黄60g，白茯苓60g，天冬30g，麦冬30g，人参30g，白酒5L。
制　　法	将上述诸药切片，置于洁净容器中，加入白酒，密封，浸泡3天后，并以文火隔水煮1~2小时，以酒黑色为度。待冷，过滤去渣，静置数天，即成。
功　　效	滋阴益气，乌须发，美容颜。
主　　治	劳疾、面容憔悴、须发早白。
用法用量	口服。每次空腹温服15~30ml，每天服1~2次。
来　　源	引自《扶寿精方》。

（十二）还童酒

| 配　　方 | 熟地黄、生地黄、秦艽、麦冬各9g，川萆薢、牛膝、苍术、陈皮、 |

川续断、枸杞子、牡丹皮、木瓜各6g，
小茴香、羌活、独活、乌药各3g，桂
皮1.5g，白酒1000ml。

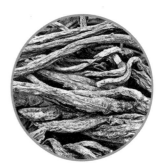

制　　法　将上述诸药共制成粗末，装入药袋
中，置于洁净容器中，加入白酒，密
封，浸泡14天后，过滤去渣，即成。

功　　效　填精补髓、强筋壮骨、疏风活络、大补元气。

主　　治　肝肾虚弱、腰膝酸痛、肢体麻木等症。

用法用量　口服。每次服15ml，每天2次。

来　　源　引自《药酒汇编》。

（十三）椒附酒方

配　　方　蜀椒、附子、生地黄、当归、牛膝、细
辛、薏苡仁、酸枣仁、麻黄、杜仲、萆
薢、五加皮、晚蚕沙、羌活各30g，
白酒2000ml。

制　　法　将上述诸药生用，捣碎，置于洁净容器
中，加入白酒，密封，浸泡5～7天后，
过滤去渣，即成。

功　　效　滋阴活血、祛风除湿、温经通络。

主　　治　妇人半身不遂、肌肉偏枯，或言语微涩，或口眼㖞斜、举动艰辛
等症。

用法用量　口服。不拘时，每次温服10ml，常觉醺醺为妙，或病势急，即将酒
煎沸，趁热投之其药，候冷，即旋饮之。

来　　源　引自《圣济总录》。

（十四）黄芪浸酒方

配　　方　黄芪、萆薢、桂心、制附子、山茱萸、白茯苓、石楠各30g，防
风45g，石斛、杜仲（炙微黄）、肉苁蓉（酒浸炙）各60g，白酒
1800ml。

制　　法　将上述诸药细锉，装入药袋中，置于洁净容器中，加入白酒，密封，

浸泡5～7天后，过滤去渣，即成。

| 功　效 | 补益肝肾、温经散寒、疏风渗湿。 |

| 主　治 | 虚劳膝冷。 |

| 用法用量 | 口服。每次空腹温服5～10ml，每天3次。 |

| 来　源 | 引自《太平圣惠方》。 |

（十五）红参鹿茸酒

| 配　方 | 红参10g，鹿茸3g，白酒500ml。 |

| 制　法 | 将上述诸药蒸软后，置于洁净容器中，加入白酒，密封，浸泡15天后即可取用。酒尽添酒，味薄即止。 |

| 功　效 | 补气壮阳。 |

| 主　治 | 阳虚畏寒、肢体不温等症。本药酒用于治疗性功能减退症，效果亦佳。 |

| 用法用量 | 口服。每次服10～20ml，每天2次。 |

| 来　源 | 引自《民间百病良方》。 |

（十六）牛膝石斛酒

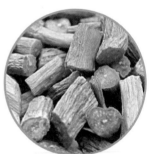

| 配　方 | 牛膝40g，石斛、杜仲、丹参、生地黄各20g，白酒500ml。 |

| 制　法 | 将上述诸药捣碎，置于洁净容器中，加入白酒，密封，浸泡7天后，过滤去渣，即成。 |

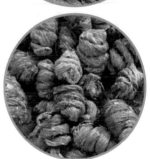

| 功　效 | 补肾强骨、活血通络。 |

| 主　治 | 肾虚腰痛、关节疼痛。 |

| 用法用量 | 口服。每次服10～15ml，每天3次。 |

| 来　源 | 引自《药酒汇编》。 |

（十七）黑豆酒

| 配　方 | 黑豆125g，黄酒1000ml。 |

| 制　法 | 将黑豆用文火炒至半焦，置于洁净容器中，加入黄酒，密封，浸泡7天后，去渣即成；或炒令香，置于洁净容器中， |

加入黄酒，盖好，以文火煮沸后，离火，
浸泡1宿，去渣，即成。

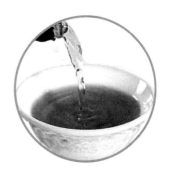

功　　效　补肾利水、祛风止痉、通络止痛。

主　　治　口噤不开，妊娠腰痛如折，产后受风
引起的腰痛、筋急等症。

用法用量　口服。每次服10～30ml，每天3次。

来　　源　引自《药酒汇编》。

（十八）独活牛膝酒

配　　方　独活、牛膝、肉桂、防风、制附子各30g，大麻仁（炒）、川椒（炒）
各50g，白酒1500ml。

制　　法　将上述诸药捣碎，置于洁净容器中，加入白酒，密封，浸泡5～10天
后，过滤去渣，即成。

功　　效　温经和血、除湿止痛。

主　　治　骨节疼痛、半身不遂。

用法用量　口服。每次温服20ml，每天3次。

来　　源　引自《药酒汇编》。

（十九）轻身酒

配　　方　何首乌60g，全当归、肉苁蓉、胡麻仁、生地黄各30g，蜂蜜60g，
白酒2000ml。

制　　法　将上述诸药共制成粗末，装入药袋中，置于洁净容器中，加入白酒，
密封，隔天振摇数下，浸泡14天后，过滤去渣，加入蜂蜜，拌匀，
即成。

功　　效　益精润燥。

主　　治　腰膝酸软、头昏目暗、肠燥便秘。

用法用量　口服。每次服10～20ml，每天3次。

来　　源　引自《药酒汇编》。

（二十）石斛山药酒

配　　方　石斛120g，怀山药、熟地黄各60g，山茱萸、牛膝、白术各30g，

白酒3000ml。

制　法　将上述诸药共制成粗末，装入药袋中，置于洁净容器中，加入白酒，密封，隔天振摇数下，浸泡14天后，过滤去渣，即成。

功　效　补肾、养阴、健脾。

主　治　腰膝酸软、体倦乏力、食欲缺乏、头晕等症。

用法用量　口服。每次服10～25ml，每天3次。

来　源　引自《药酒汇编》。

（二十一）秦艽酒

配　方　秦艽、牛膝、川芎、防风、桂心、独活、茯苓各30g，杜仲、丹参各240g，侧子（炮裂去皮、脐）、石斛（去梢黑者）、炮姜、麦冬、地骨皮各45g，五加皮150g，薏苡仁30g，大麻仁（炒）60g，白酒7500ml。

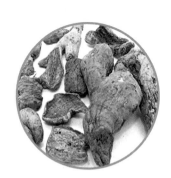

制　法　将上述诸药细锉，装入药袋中，置于洁净容器中，加入白酒，密封，浸泡7～10天后，过滤去渣，即成。

功　效　祛风湿、补脾肾、活血通络。

主　治　肾劳虚冷干枯、忧患内伤、久坐湿地则损。

用法用量　口服。每次空腹温服10～15ml，每天2次。

来　源　引自《圣济总录》。

（二十二）人参七味酒

配　方　人参40g，龙眼肉、生地黄各20g，当归25g，酸枣仁10g，远志15g，冰糖40g，白酒1500ml。

制　法　将上述诸药共制成粗末（除冰糖），装入药袋中，置于洁净容器中，加入白酒，密封，浸泡14天后，去药袋；另将冰糖置锅中，加入水适量，用文火煮沸，色微黄之际，趁热过滤，倒入药酒中，搅匀，即成。

功　效　补气血、安心神。

主　治　气虚血亏之体倦乏力、面色不华、食欲缺乏、惊悸不安、失眠健忘等症。

用法用量 口服。每次服10~20ml，每天早、晚各服1次。

来　　源 引自《实用药酒方》。

（二十三）琼浆药酒

配　　方 鹿茸、龙眼肉各30g，人参、川附片、黄精（酒炙）、冬虫夏草、当归、佛手、驴肾各60g，陈皮90g，狗脊（砂烫去毛）、枸杞子、补骨脂（盐水制）、金樱肉、韭菜子、淫羊藿（羊油制）、牛膝、灵芝各120g，麻雀头50个（约30g），红糖3000g，红曲140g，白蜜5000g，45°白酒50L。

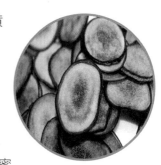

制　　法 称取加工洁净、炮制合格的前19味药材，放置于洁净容器内，装上回流罐，另取白酒，分别放入白酒25L、15L、10L。加入红曲兑色，每次均加热至酒沸半小时后，放去药液，将残渣压榨，榨出液与3次浸出液合并，混匀，置于罐内，加入红糖、白蜜混匀，储存1个月，静置，滤过，分装即得。

功　　效 滋补气血、助阳益肾。

主　　治 肾阳虚损、精血耗伤、气血虚弱、体质虚弱、神情倦怠、腰酸腿软、四肢无力、手足不温、精神萎靡、阳痿不举、肾衰寒气、遗精早泄、阴囊湿冷、妇女白带清稀等症。

用法用量 口服。每次服9~15ml，每天2~3次。

来　　源 引自《中药制剂汇编》。

（二十四）人参荔枝酒

配　　方 人参13g，荔枝肉1000g，白酒500ml。

制　　法 将上述诸药粗碎，置于洁净容器中，加入白酒，密封，浸泡7天后即可取用。

功　　效 大补元气、安神益智。

主　　治 体质虚弱、精神萎靡等症。

| 用法用量 | 口服。每次服20ml，每天2次。 |
| 来　源 | 引自《民间百病良方》。 |

（二十五）神仙酒 I

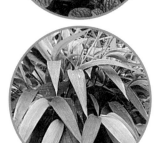

配　方	川乌（烧存性）、草乌（烧存性）、当归、薄荷叶、淡竹叶、生甘草、高良姜、陈皮各3.6g，烧酒5000ml，甜酒2500ml，红砂糖600g。
制　法	将上述诸药轧碎，用生药袋盛之，放入容器内。用水醋将红糖调匀，去渣，放入容器内，再加入烧酒、甜酒，拌匀，密封，浸泡5天后即可取用。
功　效	补益强身、祛风除湿。
主　治	素体虚弱、复感风寒湿之邪所致一切诸症。
用法用量	口服。不拘时候，随意饮服。勿醉。
来　源	引自《奇效良方》。

（二十六）人参葡萄酒

配　方	人参20g，葡萄100g，白酒500ml。
制　法	将人参切碎，葡萄绞汁，同放入容器中，加入白酒，密封，每天振摇1次，浸泡7天后即可取用。
功　效	益气、健脾、补肾。
主　治	休虚气弱、腰酸乏力、食欲缺乏、心悸、盗汗、干咳劳嗽、津液不足等症。常作肺结核辅助治疗之用。
用法用量	口服。每次空腹服10ml，每天2次。
来　源	引自《民间百病良方》。

（二十七）参茸药酒

| 配　方 | 生黄芪620g，熟地黄300g，木通、紫梢花、煅龙骨、车前子、韭菜子、桑螵蛸、沙参、煅牡蛎、全蝎、独活、制川乌、制草乌各60g， |

广木香、煅干漆、补骨脂、萆薢、肉豆蔻各90g，菟丝子、淫羊藿、巴戟肉、蛇床子、肉苁蓉、大茴香、山茱萸（酒制）、茯苓、青风藤、海风藤、川芎、木瓜、威灵仙各120g，灯心草12g，马蔺子、荜澄茄、海龙、马蔺花各30g，枸杞子560g，海马15g，当归、牛膝、红花、菊花各240g，核桃仁150g，白术、白芷各180g，五加皮、陈皮各500g，片仔癀740g，人参、栀子各1500g，远志80g，玉竹2000g，党参2240g，阿胶6kg，白蜜10kg，冰糖20kg，白酒200L。两次兑入药如下：鹿茸面500g，沉香面36g，蔻仁面、母丁香面各90g，檀香面120g，公丁香面、砂仁面、肉桂面各60g。

制　　法 先将白酒注入缸内，用栀子浸酒，视色适合后去渣，再将党参以前诸药（53味）用水熬汁（水煎2或3次），过滤去渣取药液（合并混合），进一步将药液熬成稀膏状，另化白蜜、阿胶，一起兑入酒中，再用水将冰糖溶化，兑入酒中，最后将2次兑入药面浸入酒中，密封，冷浸数天即成。

功　　效 温补肾阳、调和脏腑、祛风除湿、舒筋活络、益气活血、化瘀消胀、固肾涩精。

主　　治 阳虚寒盛、气血不足、脾胃气滞、内湿痹阻而出现的身体衰弱、筋骨痿软、腰膝疼痛、胸腹胀满、腹泻痞积、男子遗精、阳痿、妇女月经不调等症。

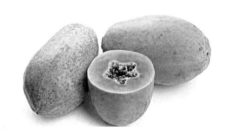

用法用量 口服。每次服15ml，每天3次。

来　　源 引自《清太医院配方》。

（二十八）肉桂黄芪酒 II

配　　方 黄芪、肉桂、巴戟天、石斛、泽泻、白茯苓、柏子仁、川椒各45g，炮姜40g，防风、独活、党参、白芍、川芎、茵芋、细辛、白术、炙甘草、瓜蒌根（即天花粉）、山茱萸各15g，白酒1000ml。

制　　法 将上述诸药共研为粗末，装入药袋中，置于洁净容器中，加入白酒，密封，浸泡7～14天后，过滤去渣，即成。

功　　效 温中散寒、益气健脾、祛湿止痛。

主　治	脾虚畏寒、倦怠乏力、关节疼痛、不思饮食等症。
用法用量	口服。每次服20ml，每天3次。
来　源	民间验方。

（二十九）双乌暖胃酒

配　方	川乌（烧存性）、草乌（烧存性）、当归、黄连、生甘草、高良姜、陈皮各5g，烧酒5000ml，甜酒2500ml，红砂糖520g。
制　法	将前7味捣碎，装入药袋中，备用；另将红砂糖以水、醋各半调匀，去渣，与药袋同放入容器中，加入烧酒和甜酒，密封，浸泡5天后，过滤去渣，即成。
功　效	温通经络、暖补脾胃。
主　治	脾胃虚弱、精神疲乏之症。
用法用量	口服。不拘时候，随量饮用。
来　源	引自《药酒汇编》。

（三十）十仙酒

配　方	枸杞子40g，当归、川芎、白芍、熟地黄、黄芪、人参、白术、白茯苓、炙甘草各50g，生姜100g，大枣50枚，白酒20L。
制　法	将上述诸药共制成粗末，装入药袋中，置于洁净容器中，加入白酒，密封，隔水煮30分钟，取出静置10天后即可取用。
功　效	补益气血。
主　治	身体虚弱、气血不足诸症。
用法用量	口服。每次服20ml，每天2次。
来　源	引自《药酒汇编》。

（三十一）桑枝酒

配　　方　桑枝、黑大豆（炒香）、五加皮、木瓜、十大功劳、金银花、薏苡仁、黄柏、蚕沙、松仁各10g，白酒1000ml。

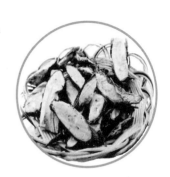

制　　法　将上述诸药捣碎，装入药袋中，置于洁净容器中，加入白酒，密封，浸泡15天后，过滤去渣，即成。

功　　效　祛风除湿、清热通络。

主　　治　湿热痹痛、口渴心烦、筋脉拘急等症。

用法用量　口服。每次服30ml，每天3次。

来　　源　引自《药酒汇编》。

（三十二）五加皮酒 I

配　　方　五加皮150g，枳刺60g，猪椒根皮（洗净）、大麻仁、丹参各90g，肉桂、当归、炙甘草、秦椒（炒）、白鲜皮、木通各30g，天雄（制）、川芎、干姜、薏苡仁各15g，白酒7500ml。

制　　法　将上述诸药细锉，装入药袋中，置于洁净容器中，加入白酒，密封，浸泡4～7天后，过滤去渣，即成。

功　　效　祛风湿、助肾阳、壮筋骨。

主　　治　筋虚极、善悲、颜面苍白、手足拘挛、举动缩急、腹中转痛等症。

用法用量　口服。每次空腹温服5～15ml，每天2次。以瘥为度。

来　　源　引白《圣济总录》。

（三十三）乌蛇黄芪酒

配　　方　乌蛇肉90g，炙黄芪、当归各60g，桂枝30g，白芍25g，白酒3000ml。

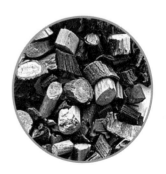

制　　法　将上述诸药切碎，置于洁净容器中，加入白酒，密封，隔水蒸煮1小时，取出待冷，浸泡7天后，过滤去渣，即成。药渣添酒再浸，味薄即止。

功　　效	补气活血、祛风通络。
主　　治	半身不遂、肌肉消瘦、肢体麻木等症。
用法用量	口服。每次服20ml，每天3次。
来　　源	引自《药酒汇编》。

（三十四）五积散酒

配　　方	茯苓80g，桔梗、当归、白芍、陈皮、苍术（炒）、白芷、厚朴（姜制）、枳壳（炒）、麻黄、制半夏、甘草各60g，川芎、干姜各30g，蔗糖2000g，白酒17500ml。
制　　法	将上述诸药（除蔗糖）共制成粗末，置于洁净容器中，加入白酒，浸渍15天后，按渗滤法，以每分钟1～3ml的速度进行渗滤，收集滤液；另取蔗糖制成糖浆，待温，加入上述渗滤液中，搅匀，静置，滤过，约制成17500ml，分装储瓶，备用。
功　　效	散寒解表、祛风燥湿、消积止痛。
主　　治	风寒湿痹、头痛、身痛、腰膝冷痛及外感风寒、内有积滞等症。
用法用量	口服。每次服15～30ml，每天2次。
来　　源	引自《临床验方集》。

（三十五）五味九香酒

| 配　　方 | 九香虫、五味子、肉豆蔻各30g，党参20g，白酒1000ml。 |
| 制　　法 | 将上述诸药粗碎，装入药袋中，置于洁净容器中，加入白酒，密封，隔天摇动数下，浸泡14天后，过滤去渣，即成。 |

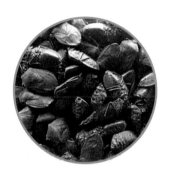

功　　效	温补脾肾、驱寒止泻。
主　　治	脾肾虚弱引起的腹部畏寒、脐周疼痛、形寒肢冷、泻后痛减等症。
用法用量	口服。每次服10～15ml，每天2次。
来　　源	引自《药酒汇编》。

（三十六）首乌枸杞酒

配　　方　何首乌、枸杞子各120g，熟地黄60g，全当归、黄精各30g，白酒2500ml。

制　　法　将上述诸药洗净，切碎，装入药袋中，置于洁净容器中，加入白酒，密封，每天振摇1次，浸泡7天后，过滤去渣，储瓶备用。

功　　效　补肝肾、健脾胃、益精血。

主　　治　腰膝酸软、头晕眼花、食欲缺乏、精神萎靡等症。

用法用量　口服。每次服10～20ml，每天3次。

来　　源　引自《药酒汇编》。

（三十七）鱼鳔鹿角酒

配　　方　黄鱼鳔、鹿角各50g，黄酒500ml。

制　　法　将鹿角切成薄片，与黄鱼鳔炒至色黄质脆，共研细末，置于洁净容器中，加入黄酒，密封，浸泡7天后即可取用。

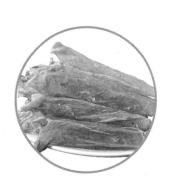

功　　效　滋阴补肾、强身壮体。

主　　治　肾虚腰痛、腰膝酸冷。

用法用量　口服。每次服20ml，每天3次，用时摇匀，将药末与酒一同饮服。

来　　源　引自《民间百病良方》。

（三十八）三石酒

配　　方　白石英150g，阳起石90g，磁石120g，白酒1500ml。

制　　法　将三石捣成碎粒，用水淘洗干净，装入药袋中，置于洁净容器中，加入白酒，密封，每天摇动数下，浸泡7～14天后，过滤去渣，备用。

功　　效　补肾气、疗虚损。

主　　治　精神萎靡、少气无力、动则气喘、阳痿、早泄及心神不安、心悸失眠等症。

用法用量　口服。每次适量温服，每天3次。

来　　源　引自《药酒汇编》。

（三十九）首乌地黄酒

配　　方　熟地黄240g，何首乌、薏苡仁、枸杞子各120g，当归、龙眼肉各90g，檀香9g，白酒10L。

制　　法　将上述诸药共制成粗末，装入药袋中，置于洁净容器中，加入白酒，密封，经常振动，浸泡14天后，过滤去渣，即成。

功　　效　益精血、养心脾。

主　　治　腰酸、失眠、头晕、耳鸣、心悸、食欲缺乏等症。

用法用量　口服。每晚临睡前服5～10ml。

来　　源　引自《药酒汇编》。

（四十）薏仁牛膝酒

配　　方　薏苡仁120g，牛膝70g，赤芍、酸枣仁（炒）、炮姜、制附子、柏子仁、石斛各45g，炙甘草30g，白酒1500ml。

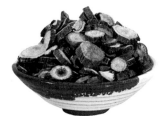

制　　法　将上述诸药共研为粗末，装入药袋中，置于洁净容器中，加入白酒，密封，浸泡7～10天后，过滤去渣，即成。

功　　效　益肝肾、利关节、祛湿除痹。

主　　治　肝风筋脉拘挛、关节不可屈伸等症。

用法用量　口服。不拘时，每次温服10ml。

来　　源　引自《药酒汇编》。

（四十一）三两半药酒

配　　方　当归、黄芪（蜜炙，即炙黄芪）、牛膝各10g，防风5g，白酒240ml，黄酒800ml，蔗糖84g。

制　　法　将上述诸药粉碎成粗粉，置于洁净容器中，加入白酒和黄酒，浸渍48小时后，按渗滤法以每分钟3～5ml的速度进行渗滤，并在滤液中加入蔗糖，搅拌后，静置数天，滤过，即成。

功　　效　益气活血、祛风通络。

主　治	气血不和、四肢疼痛、感受风湿、筋脉拘挛等症。
用法用量	口服。每次服30～60ml，每天3次。
来　源	引自《药酒汇编》。

（四十二）种子延龄酒

配　方	生地黄、熟地黄、天冬、麦冬、当归、白术、白茯苓、大枣肉、制何首乌、牛膝、杜仲、枸杞子、巴戟肉、肉苁蓉、龟板各60g，川芎、菟丝子、川续断、远志、补骨脂、山茱萸、石斛、甘菊花、陈皮、柏子仁、酸枣仁、小茴香、龙眼肉、青盐、胡桃肉、生姜、灯心草各30g，白芍45g，人参、木香、石菖蒲、砂仁各15g，白酒20L。
制　法	将上述诸药细锉，置于洁净容器中，加入白酒，密封，以文火加热1.5小时后，取出放入盛有冷水的水缸内，并注意随时换用新的冷水，3天后过滤取药液，药渣再加白酒10L，按上法先加热，后冷浸，滤取酒液，与压榨液、前滤液合并，装坛内，密封，埋入土中3天，以去火毒即得。也可采用冷浸法，密封，浸泡21天后，过滤去渣。将药渣晒干，研细，做蜜丸，并用此药酒送服。
功　效	补脾肾、壮筋骨、养血柔肝、利窍安神。
主　治	肾脏虚损、气血不足、腰膝酸软、须发早白、头晕、耳鸣、面色不华、动则劳倦、心神不宁、婚后无子等症。老年人服之，延年益寿。
用法用量	口服。每次服15～30ml，每天早、晚各服1次。或适量饮用，以瘥为度。
来　源	引自《妙一斋医学正印种子篇》。

（四十三）增损菌芋酒

| 配　方 | 菌芋叶、制川乌、石楠叶、防风、川椒、女萎、制附子、北细辛、独活、卷柏、肉桂、天雄（制）、秦艽、防己各30g，踯躅花（炒）、当归、生地黄各60g，芍药30g，白酒5000ml。 |
| 制　法 | 将上述诸药捣碎，置于洁净容器中，加入白酒，密封，浸泡3～7天后，过滤去 |

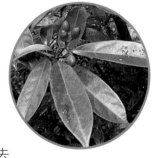

渣，即可。

功　效　补肾助阳、祛风除湿、温经通络。

主　治　半身不遂、肌肉干枯、渐渐细瘦、或时酸痛等症。

用法用量　口服。初服10ml，渐增之，以知为度，每天2次，常令酒气相续。

来　源　引自《妇人良方大全》。

（四十四）钟乳浸酒方

配　方　钟乳粉90g，石斛、牛膝、黄芪、防风各60g，熟地黄150g，白酒1500ml。

制　法　将上述诸药细锉，装入药袋中，置于洁净容器中，加入白酒，密封，浸泡3~7天后，过滤去渣，即成。

功　效　补养五脏、疗风气、坚筋骨、益精髓。

主　治　虚劳不足之症。

用法用量　口服。每次温服10~15ml，每天3次。

来　源　引自《太平圣惠方》。

（四十五）枳术健脾酒

配　方　枳实（炒）20g，白术30g，麦芽（炒）、谷芽（炒）各15g，白酒500ml。

制　法　将上述诸药共研为粗末，装入药袋中，扎紧药袋口，置于洁净容器中，加入白酒浸泡7天。取出药袋压榨取液，将两液混合，静置，过滤即可服用。

功　效　健脾、消痞、化滞。

主　治　脾虚气滞、饮食停聚、心下痞闷、脘腹胀满、不思饮食等症。

用法用量　口服。每次服10~15ml，每天2~3次，饭前空腹服之。

来　源　引自《临床验方集》。

（四十六）钟乳酒

配　方　钟乳240g，丹参180g，石斛、杜仲、天冬各150g，牛膝、防风、黄芪、川芎、当归各120g，制附子、桂心、秦艽、干姜各90g，山茱萸、薏苡仁各1000g，白酒15 L。

制　　法	将上述诸药捣碎，装入药袋中，置于洁净容器中，加入白酒，密封，浸泡7天后，过滤去渣，即成。
功　　效	温补脾肾、通利关节、活血祛风、滋阴柔肝。
主　　治	风虚劳损、足痛、冷痹、羸瘦挛弱、不能履行等症。
用法用量	口服。初服10ml，渐加之，以知为度，每天2次。
来　　源	引自《备急千金要方》。

（四十七）茵芋酒

配　　方	茵芋、独活、狗脊、制川乌、天麻、制附子、制天雄各60g，踯躅（炒黄）30g，牛膝、防风各90g，桂心45g，白酒3000ml。
制　　法	将上述诸药捣碎，装入药袋中，置于洁净容器中，加入白酒，密封，浸泡10天后，过滤去渣，即成。
功　　效	祛风除湿、温经通络。
主　　治	风无问新久及偏枯顽痹不仁，肢节缓急之症。
用法用量	口服。每次温服10～30ml，每天3次。以效为度。
来　　源	引自《太平圣惠方》。

（四十八）人参枸杞酒 I

配　　方	人参20g，枸杞子350g，熟地黄100g，冰糖400g，白酒5L。
制　　法	人参去芦头，用湿布润软后切片，枸杞子、熟地黄除去杂质，装入药袋中，扎紧袋口；冰糖放入锅内，加适量清水，用文火烧至冰糖溶化，呈黄色时，趁热用纱布滤过，去渣留汁，将冰糖汁、纱布药袋等放入酒内，加盖封口，浸泡10～15天，每天翻动搅拌一次，浸至人参、枸杞子颜色变淡，再用纱布滤去渣，静置澄清即成。
功　　效	大补元气，安神固脱，滋阴明目。
主　　治	劳伤虚损，少食倦怠，惊悸健忘，头痛眩晕，阳痿，腰膝酸痛等症。
用法用量	口服。每次服20ml，每天服2次。
来　　源	引自《中国药膳》。

（四十九）九制豨莶草药酒

配 方	豨莶草（九制）712g，海风藤130g，千年健130g，威灵仙130g，油松节130g，川牛膝130g，川续断130g，桑寄生130g，白术130g，狗脊130g，苍术130g，陈皮130g，杜仲130g，当归130g，伸筋草130g，玉竹130g，秦艽130g，地枫皮80g，没药（去油）80g，红花80g，独活80g，川芎80g，乳香（去油）80g，肉桂60g，防己110g，麻黄20g，红糖5000g，白酒50L。

制 法 将上述诸药捣碎（除红糖），混匀，置于洁净容器中，加入白酒，密封，每天搅拌1次，1周后每周1次，浸泡30天以上，过滤去渣；另取红糖，用少量白酒加热溶化，加入滤液内，混匀，制成50L药酒。静置10天，取上清液，滤过，贮瓶备用。

功 效 活血补肾，祛风除湿。

主 治 肝肾不足、骨痛膝弱、四肢麻痹、腰酸腿痛、手足无力、口眼㖞斜、语言謇涩等。

用法用量 口服。每次温服30~60ml，每天服2次。

来 源 引自《临床验方集》。

（五十）山芋酒

配 方 山药600g，酥油180g，莲肉180g，冰片18g。

制 法 将上述诸药同研，制成丸，每丸约3g。

功 效 养生保健。

主 治 气阴两虚、心脾不足之虚损症。

用法用量 口服。每次以酒50ml，投药一丸，加热服。

来 源 引自《饮馔服食笺》。

（五十一）木瓜牛膝酒

配　　方	木瓜25g，牛膝25g，白酒500ml。
制　　法	将上述诸药捣碎，置于洁净容器中，加入白酒，密封，浸泡15天后，过滤去渣，即成。
功　　效	舒筋活络，祛风除湿。
主　　治	关节僵硬、活动不利、筋骨酸痛等症。
用法用量	口服。每次服10ml，每天服1次。
来　　源	引自《民间百病良方》。

（五十二）五加皮酒Ⅱ

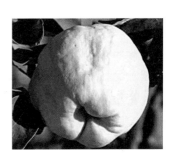

配　　方	五加皮20g，穿山龙20g，白鲜皮20g，秦艽30g，宣木瓜30g，白酒1L。
制　　法	将上述诸药切碎或切成薄片，置于洁净容器中，加入白酒，密封，浸泡7～14天后，过滤去渣，即成。
功　　效	祛风除湿，舒筋活络。
主　　治	风湿性关节炎、关节拘挛疼痛。
用法用量	口服。每次10～20ml，每天服2次。
来　　源	引自《中国药酒配方大全》。

（五十三）五加地黄酒

配　　方	五加皮90g，熟地黄90g，丹参90g，杜仲（去粗皮，炙微黄）90g，蛇床子90g，干姜90g，天冬30g，钟乳120g，枸杞子60g，高粱酒7.5L，冰糖0.75kg。
制　　法	将上述诸药物细判或切成薄片，用生药袋盛，浸高粱酒，浸2宿后滤清加冰糖，和匀即可。
功　　效	调和营卫，大补心神。
主　　治	男子肾水虚寒，小便余沥；妇人阴气不足，腰膝常痛，瘫痪拘挛等症，皆因五劳七伤所致者。

用法用量 口服。早、晚2次，每次空腹温饮50ml，量小者减之。

来　源 引自《成药全书》。

（五十四）天雄浸酒方

配　方 制天雄90g，茵陈90g，蜀椒（炒）45g，防风45g，羊踯躅（炒）45g，制乌头60g，制附子60g，炮姜30g，白酒5L。

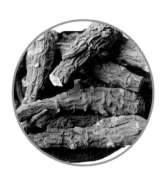

制　法 将上述诸药细切，装入药袋中，置于洁净容器中，加入白酒，密封，浸泡5～7天后即可取用。

功　效 补肾阳，壮筋骨。

主　治 肾风筋急、两膝不得屈伸、手不为用、起居增剧、恶寒、通身流肿生疮。凡风冷疾病在腰膝、挛急缓纵者皆可。

用法用量 口服。每次空腹服10～15ml，每天早晨、临卧前各服1次。酒尽，将药渣晒干，共研细末，每服1.5～3g，以白酒进服。

来　源 引自《圣济总录》。

（五十五）五加皮酒Ⅲ

配　方 五加皮30g，防风30g，独活30g，薏苡仁50g，牛膝50g，生地黄60g，牛蒡根（去皮）60g，黑豆（炒香）60g，大麻仁60g，羚羊角屑20g，海桐皮20g，肉桂10g，白酒5L。

制　法 将上述诸药细切，装入药袋中，置于洁净容器中，加入白酒（醇酒），密封，浸泡7天后即可取用。酒尽添酒，味薄即止。

功　效 清肝补肾，祛风除湿，舒筋活络。

主　治 烦热疼痛、筋脉拘急、关节不利、步履艰难。

用法用量 口服。每次空腹随量饮之，每天服2次。

来　源 引自《太平圣惠方》。

（五十六）石斛酒

配　方 石斛120g，丹参60g，白芍60g，杜仲60g，防风60g，白术60g，

人参60g，桂心60g，五味子60g，白茯苓60g，陈皮60g，黄芪60g，怀山药60g，当归60g，炮干姜60g，炙甘草30g，牛膝90g，白酒8L。

制　　法 将上述诸药细研，装入药袋中，置于洁净容器中，加入白酒，密封浸泡7天后，过滤去渣，即成。

功　　效 健脾补肾，活血通络，益气暖胃。

主　　治 风湿虚劳、脚气痹弱、筋骨疼痛、腹内冷痛、不思饮食。

用法用量 口服。每次5～15ml，每天服2次。

来　　源 引自《太平圣惠方》。

（五十七）百药长酒

配　　方 当归30g，川芎15g，白芍30g，怀地黄120g，白术30g，白茯苓30g，天冬60g，麦冬60g，牛膝30g，杜仲30g，破故纸（即补骨脂）30g，茴香30g，五味子30g，枸杞子120g，陈皮30g，半夏30g，苍术30g，厚朴30g，枳壳30g，香附30g，砂仁1.5g，官桂30g，羌活30g，独活30g，白芷30g，防风30g，乌药30g，秦艽30g，何首乌60g，川萆薢30g，干茄根120g，晚蚕沙30g，干姜30g，红枣500g，白酒30L。

制　　法 将上述诸药制为薄片或粗末，盛入药袋，悬于酒坛中，再将烧酒倾入封固，半月后开启饮用。

功　　效 益精血，补肝肾，理脾胃，祛风湿。

主　　治 肝肾不足，脾胃不和，风湿痹阻经络等所致的身体虚弱、腰膝无力，食少腹满，胸闷恶心，筋骨疼痛等症。

用法用量 口服。每次空腹温服15～30ml，每天早、晚各服1次。

来　　源 引自《摄生秘剖》。

（五十八）双参酒 I

配　方　西洋参30g，沙参20g，麦冬20g，黄酒800ml。

制　法　将上述诸药捣碎或切成薄片，置于洁净容器中，加入黄酒，以文火煮沸，取下待冷后，密封，每天振摇1次，浸泡7天后开封，加入凉开水200ml，搅匀，滤过，备用。

功　效　补气养阴，清热生津，润肺止咳。

主　治　烦热口渴、口干舌燥、津液不足、肺虚燥咳、体倦神疲等症。

用法用量　口服。每次20ml，每天服1次。

注意事项　虚寒便溏者忌服。

来　源　引自《药酒汇编》。

（五十九）小金牙酒

配　方　金牙、细辛、地肤子、莽草、生地黄、防风、葫芦根、附子、茵芋、川续断、蜀椒、独活各120g，白酒4000ml。

制　法　将金牙研细末，装入药袋中，剩余药物皆薄切，同放入容器中，加入白酒，密封，浸泡4～7天后，过滤去渣，即成。

功　效　补肾壮骨、祛风除湿、温经通络。

主　治　风痉百病、虚劳湿冷、肌缓不仁、不能行步。

用法用量　口服。每次温服20ml，3天渐增之，每天2次。

来　源　引自《普济方》。

（六十）生石斛酒

配　方　生石斛（捣碎）1000g，牛膝400g，杜仲300g，丹参300g，生地黄（切，曝令干）1L，清酒10L。

制　法　将上述诸药切成薄片，装入药袋中，加清酒入器中渍7天。

功　效　利关节，坚筋骨，强健悦泽。

主　治　风痹脚弱，腰胯冷痛。

用法用量　口服。饭前温服30ml，每天服3次或夜服1次，加至50～60ml，渐至100ml。

注意事项　忌芜荑。

| 来　　源 | 引自《外台秘要》。

（六十一）红参海狗肾酒

| 配　　方 | 红参1根，海狗肾1具，高粱酒1.5L。
| 制　　法 | 先将海狗肾洗净，切碎，装入药袋中，与红参一同放入容器中，加入高粱酒，密封，浸泡10～15天后即可取用，酒尽添酒，味薄即止。
| 功　　效 | 大补元气，强肾壮阳，益精填髓。
| 主　　治 | 中老年人元气不足，肾阳虚衰所致的阳痿，精冷，神疲乏力等症。
| 用法用量 | 口服。每次10ml，每天服2次。
| 来　　源 | 引自《民间百病良方》。

（六十二）补虚黄芪酒

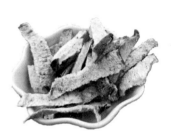

| 配　　方 | 黄芪60g，五味子60g，萆薢45g，防风45g，川芎45g，川牛膝45g，独活30g，山茱萸30g，白酒3L。
| 制　　法 | 将上述诸药细切，装入药袋中，置于洁净容器中，加入白酒，密封，浸泡5～7天后，过滤去渣，即成。
| 功　　效 | 补虚泻实，活血祛风，温经止痛。
| 主　　治 | 虚劳、手足逆冷、腰膝疼痛。
| 用法用量 | 口服。每次空腹温服10～15ml，每天服1～2次。
| 来　　源 | 引自《圣济总录》。

（六十三）豹骨健身养心酒

| 配　　方 | 豹胫骨（狗胫骨倍量代，酥炙）50g，黄芪（到）50g，桔梗（炒）50g，酸枣仁（炒）50g，茯神（去木）50g，羌活（去芦）50g，石菖蒲50g，远志（去心）50g，川芎50g，牛膝（酒浸一宿，切，焙）50g，熟地黄（焙）50g，萆薢50g，肉苁蓉（酒浸一宿，切，焙）50g，附子（生去皮、脐，以新汲水浸半天，又破作二片，换水浸一天，焙干）50g，石斛（去根）50g，防风（去叉）25g，羚羊角（镑）25g，白酒10L。

| 制　　法 | 将上述诸药挫细，以生药袋盛，入白酒浸之，密封瓶口，春夏两季3天，秋冬两季7天。 |

制　　法 将上述诸药挫细，以生药袋盛，入白酒浸之，密封瓶口，春夏两季3天，秋冬两季7天。

功　　效 补养肝肾，调顺血气，补虚排邪，理腰膝。

主　　治 风痹、皮肤麻木或重着、步履艰难，久服去健忘、益心气、清头目、定神魂。

用法用量 口服。每次温饮50ml，每天2次，服尽，再添酒5L浸。

来　　源 引自《圣济总录》。

（六十四）狗脊参芪酒

配　　方 狗脊、丹参、黄芪各30g，当归25g，防风15g，白酒1000ml。

制　　法 将上述诸药捣碎，装入药袋中，置于洁净容器中，加入白酒，密封，浸泡15天后，过滤去渣，即成。

功　　效 补肝肾、益气血、祛风湿、通经络。

主　　治 肝肾虚弱、气血不足、风湿痛等症。

用法用量 口服。每次服20ml，每天2次。

来　　源 引自《药酒汇编》。

（六十五）补益延龄酒

配　　方 潞党参30g，沉香30g，丁香30g，檀香30g，甘草30g，白茯苓60g，熟地黄60g，当归60g，广陈皮60g，白术60g，黄芪60g，枸杞子60g，白芍60g，红曲120g，蜂蜜3000g，高粱酒15L，酒酿4000g。

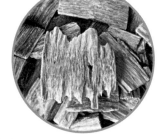

制　　法 将前13味加工捣碎，置于洁净容器中，加入高粱酒、红曲、酒酿和蜂蜜，密封，浸泡15天后，药性尽出，即可开封启用。

功　　效 健脾养胃，顺气消食，调营益气。

主　　治 诸虚百损。

用法用量 口服。不拘时候，随意饮用。

来　　源 引自《中国药酒配方大全》。

（六十六）百补酒

配　方	鹿角（蹄）120g，知母40g，党参30g，怀山药（炒）、茯苓、炙黄芪、芡实、枸杞子、菟丝子、金樱子肉、熟地黄、天冬、楮实子各24g，牛膝18g，麦冬、黄柏各12g，山茱萸、五味子、龙眼肉各6g，白酒6000ml，蔗糖630g。
制　法	将上述诸药切碎（除蔗糖），置于洁净容器中，用白酒分两次密封浸泡，第一次30天，第二次15天，取上清液，滤过；另将蔗糖制成单糖浆，待温，缓缓兑入上述滤液中，搅匀，静置，滤过，储存待用。
功　效	补气血、益肝肾、填精髓。
主　治	身体虚弱、遗精、多汗、腰膝无力、头晕目眩等症。
用法用量	口服。每次服30～60ml，每天2次。
来　源	引自《药酒汇编》。

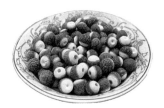

（六十七）灵芝酒

配　方	灵芝500g，白酒10L。
制　法	取灵芝切碎，用酒浸泡15天以上。
功　效	滋补强壮，助消化。
主　治	冠心病、心绞痛、神经衰弱、老年慢性支气管炎、肝炎等，体弱老年人可久服。
用法用量	口服。每次1小杯（约10ml），每天1～2次。
来　源	引自《中国古代养生长寿秘法》。

（六十八）黄芪红花酒

配　方	黄芪15g，党参15g，玉竹15g，枸杞子15g，红花9g，白酒500ml。
制　法	将黄芪、党参和玉竹切碎，与枸杞子、红花一同入布袋，置于洁净容器中，加入白酒，密封，浸泡30天后，过滤去渣，即成。

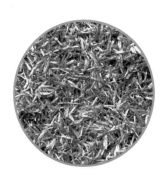

功　　效	补气健脾，和血益肾。
主　　治	四肢乏力、精神疲倦、气血不和等症。
用法用量	口服。每次30ml，每天服2次。
来　　源	引自《药酒汇编》。

（六十九）黑豆补肾酒

配　　方	黑豆120g，杜仲40g，熟地黄40g，枸杞子40g，牛膝30g，淫羊藿30g，当归30g，制附子30g，茵陈30g，茯苓30g，川椒30g，白术30g，五加皮30g，酸枣仁30g，肉桂20g，石斛20g，羌活20g，防风20g，川芎20g，白酒6L。
制　　法	将黑豆炒熟，杜仲、淫羊藿微炒一下，然后与诸药一起研为粗末，放入酒坛中，加入白酒，密封，浸泡10天后，即可启封过滤去渣，装瓶备用。
功　　效	补肾壮阳，祛风除湿，健腰蠲痹。
主　　治	肾虚亏损，风湿痹者，腰痛沉重，延至腿脚肿痛，身体虚弱。
用法用量	口服。每次10~20ml，每天服2~3次。
来　　源	引自《太平圣惠方》。

（七十）排风酒

配　　方	防风30g，升麻30g，桂心30g，独活30g，天雄（制）30g，羌活30g，仙人掌及根500g，白酒5L。
制　　法	将上述诸药切成薄片，置于洁净容器中，加入白酒，密封，浸泡5~7天后，过滤去渣，即成。
功　　效	祛风湿，助肾阳，清虚热。
主　　治	风劳虚热、头顶攻急、言语错乱、心胸烦闷、四肢拘急、手足酸痛。
用法用量	口服。每次10~15ml，每天服2次。
来　　源	引自《圣济总录》。

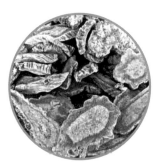

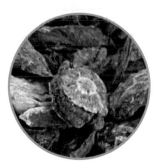

（七十一）牛膝酒

配　　方　牛膝、山芋、川芎各90g，制附子、巴戟天、五味子、黄芪、山茱萸、人参各60g，五加皮、生姜、防风、肉苁蓉各75g，肉桂、茵芋、生地黄、磁石（醋煅碎）各30g，蜀椒（去目闭口，炒出汗）15g，白酒5000ml。

制　　法　将上述诸药加工使碎，装入药袋中，置于洁净容器中，加入白酒，密封，浸泡3～7天后，过滤去渣，即成。

功　　效　温肾益气、祛风除湿、舒筋通络。

主　　治　虚劳、腰腿疼痛、下元冷惫、阳气衰弱之症。

用法用量　口服。不拘时，每次温服5～15ml，常令有酒气相续为妙。

来　　源　引自《圣济总录》。

（七十二）养荣酒

配　　方　白茯苓50g，甘菊花50g，石菖蒲50g，天冬50g，白术50g，生黄精50g，生地黄50g，人参30g，肉桂30g，牛膝30g，白酒4.5L。

制　　法　将上述诸药捣碎或切成薄片，装入药袋中，置于洁净容器中，加入白酒，密封浸泡5～7天后，过滤去渣，即成。

功　　效　补脾肾，益气血，养荣润肤。

主　　治　体质衰弱、身倦乏力、形容憔悴。

用法用量　口服。每次空腹温服30～50ml，每天早、晚各服1次。

来　　源　引自《百病中医药酒疗法》。

（七十三）菟丝杜仲酒

配　　方　菟丝子30g，牛膝15g，炒杜仲15g，低度白酒500ml。

制　　法　将上述诸药捣碎或切成薄片入布袋，置于洁净容器中，加入白酒，密封，浸泡7天后，过滤去渣，即成。

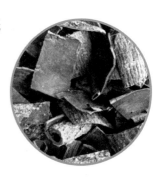

功　　效　补肝肾，壮腰膝。

主　　治　肝肾虚损、腰膝酸痛、神疲乏力等症。

用法用量 口服。每次30ml，每天服2次。
来　　源 引自《药酒汇编》。

注意事项

（1）经常散步：平时应放松心情，轻松地散步。

（2）经常梳头：将手掌互搓36下令掌心发热，由前额开始扫上去，经后脑扫回颈部。早晚做10次。经常做这项动作，可以明目、祛风、防止头痛等。

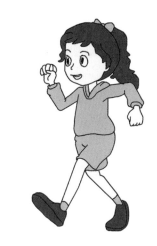

（3）八段锦是在我国传统医学与武术遗产的基础上产生的养生功法，不仅可以强筋健骨、益肾固精，还可行气活血、调和五脏六腑。此功法无需器械和特殊的场地，省时易学，尤其适用于中老年男性练习，有助于促进男性经脉畅通，使其气血调和、精力充沛、延年益寿。

（4）经常按摩背部、脊柱、前胸、腹脐和耳部保健区能够促进新陈代谢、扶助正气，达到强身健体、祛病延年的效果。

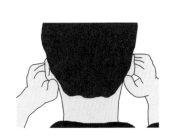

①耳部：经常搓耳廓可以防治耳部冻疮，起到健肾壮腰、养身延年的作用。

提拉耳垂法：将双手合拢放在耳屏后面，用食指、拇指提拉耳屏、耳垂，从内向外提拉，力道由轻到重，牵拉的力量以不感疼痛为限，每次3～5分钟。

手摩耳轮法：将双手握空拳，以拇指、食指沿耳轮上下往返推摩，直至耳轮充血发热。

提拉耳尖法：用双手拇指、食指来捏耳廓尖端，向上提揪、揉、捏、摩擦15～20次，使局部发热发红。

②前胸：对胸腺予以调理刺激，可以抗病防癌、强身延年。方法：用右手按在右乳上方，手指斜向下，适度用力推擦至左下腹，来回擦摸50次；换左手用同样方法摩擦50次。用手掌跟对着胸部中间上下来回摩擦50次；还可以用手掌交替拍打前胸后背，每次拍100余下，早晚各做1次。擦拍胸部能使"休眠"的胸腺细胞处于活跃状态，增强心肺功能。

③腹脐：对腹脐部按揉刺激、调理，可以益肺固肾，安神宁心，舒肝利胆，通利三焦，防病健体。揉腹还可以对动脉硬化、高血压、高脂血症、糖尿病、脑血管疾病、肥胖症有良好的辅助治疗作用。方法：将两手重叠，按于肚脐，适度用力，保持呼吸自然，顺时针方向绕脐揉腹。对于平日缺乏锻炼者，建议养成在闲暇时间或散步的时候两手手掌交替拍打（频率为每秒钟一次）中下腹部20分钟，具有促进腹部新陈代谢的作用。

④脊柱：儿童厌食、偏食可以沿脊柱两侧夹脊穴进行按摩。方法：每天晚上对脊柱进行按摩理疗、刮痧、走火罐、轻轻拍打。在脊柱特定区域进行针刺、中医蜂疗及艾灸，对于脊柱各段脊髓的神经疼痛及强直性脊柱炎有治疗效果。

⑤背部：经常对背部经络和肌肉进行刮痧、搓擦、捶按、拍打，可以疏通经络，安心安神，预防感冒。搓擦背部对中老年慢性病患者具有一定的辅助治疗效果。方法：在每天早晚擦（搓）背、拍背或用保健锤敲背部（包括背部和颈部）；或采取背部按摩理疗如背部刮痧、捏脊、拔火罐等。

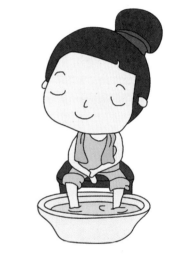

（5）睡前宜泡脚：睡前泡脚按摩脚底，可以帮助身体疏通经络、调节脏腑，促进身体新陈代谢、气血运行，对高血压、感冒、消化不良、头痛、失眠、肾虚、神经衰弱都有很好的辅助治疗效果。

（6）捶腰背：双手拍打腰背部，通过对腰背部穴位的刺激，可以达到疏经脉，调和脏腑经血的目的，可以防治腰背酸痛、腰膝无力、阳痿等症。方法：双手握拳，用拳的虎口部敲击腰部脊柱两侧。

（7）敲手掌：手心中央是劳宫穴，每天早晚握拳用中指相互敲打左右手劳宫穴36下，按摩整个手掌，可以疏通气血津液、调节脏腑功能，达到强身保健的目的。

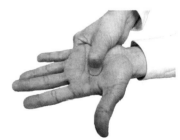

第六节 延年益寿类药酒

凡可补益正气、扶持虚弱、治疗虚证与推迟衰老、延长生命的药酒，被称为延年益寿药酒。此类药酒，是为正气虚而设，旨在通过补益或祛病，直接或间接增强人体的体质，提高机体的免疫能力，不但能祛邪，还可推迟生命的衰老过程，从而"尽终其天年、度百年乃去"。故凡身体健康，脏腑功能活动正常的人，则不宜服用，反之，会适得其反，影响健康。

（一）草还丹酒

配 方 石菖蒲、补骨脂、熟地黄、远志、地骨皮、牛膝各30g，白酒500ml。

制 法 将上述诸药共研细末，置于洁净容器中，加入白酒，密封，浸泡5天后即可饮用。

功 效 理气活血、聪耳明目、轻身延年、安神益智。

主 治 老年人五脏不足、精神恍惚、耳聋、耳鸣、少寐多梦、食欲缺乏等症。

用法用量 口服。每次空腹服10ml，每天早晨、中午各服1次。

来 源 引自《寿亲养老新书》。

（二）长生固本酒

配 方 枸杞子、天冬、麦冬各30g，五味了10g，人参20g，生地黄、熟地黄各30g，白酒1000ml。

制 法 将上述诸药碎为粗末，装入药袋中，置于洁净容器中，加酒，隔水加热1小时，候冷，埋入土中5天，去渣留液。

功 效 滋阴补肾、益气健脾。

主 治 中老年人腰膝酸软、神疲乏力、心烦口干、心悸多梦、头晕目眩、须发早白。

用法用量 口服。空腹温饮。每天早、晚各服1次，每次10～20ml。

来　源 引自《寿世保元》。

（三）补肾延寿酒

配　方 熟地黄、全当归、石斛各100g，川芎40g，菟丝子120g，川杜仲50g，泽泻45g，淫羊藿30g，白酒1500ml。

制　法 将上述诸药捣碎，放入瓷坛中；加入白酒，密封，浸泡15天后，过滤去渣，即成。

功　效 补精血、益肝肾、通脉降浊、疗虚损。

主　治 精血虚所致的早衰、消瘦、阳痿、腰膝酸痛等症。

用法用量 口服。每次空腹10ml，每天早、晚各服1次。

来　源 引自《补品补药与补益良方》。

（四）春寿酒

配　方 天冬、麦冬、熟地黄、生地黄、怀山药、莲子肉、红枣各等成分。每210g药材用黄酒2500ml。

制　法 将上述诸药捣碎，混匀，置于洁净容器中，加入黄酒，密封，隔水加热后，静置数天，即可饮用。

功　效 养阴生津、补肾健脾。

主　治 阴虚津亏并兼有脾弱所致的腰酸、须发早白、神志不宁、食少等症。有利于延缓因阴虚津少所致的"早衰、未老先衰"现象。

用法用量 口服。不拘时，适量服用。药渣可制成丸剂服用，每丸重6g，每次2丸，每天2次。

来　源 引自《万氏家传养生四要》。

（五）刺五加酒

配　方 刺五加60g，白酒500ml。

制　法 五加皮切碎成粗末，装入药袋中，置于洁净容器中，加酒，密封浸泡14天，去渣留液。

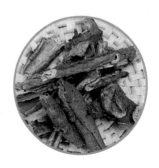

功　　效	益气强身、延年益寿。
主　　治	体质虚弱、机体抗病能力和应变能力差。
用法用量	口服。每天1次，每次20~30ml。
来　　源	引自《本草纲目》。

（六）蜂蜜酒

配　　方	蜂蜜500g，红曲50g。
制　　法	将蜂蜜加水1000ml，加红曲入内，拌匀，装入净瓶中，用牛皮纸封口，发酵一个半月即成。过滤去渣，即可饮用。
功　　效	本品有补益与治疗作用。
主　　治	青壮年和老年人长期饮用对身体都有好处，特别是对患有神经衰弱、失眠、性功能减退、慢性支气管炎、高血压、心脏病等慢性疾病患者，都大有裨益。
用法用量	口服。不拘时，随量饮服。
来　　源	引自《百病中医药酒疗法》。

（七）黄精酒 I

配　　方	黄精、苍术各500g，侧柏叶、天冬各600g，枸杞根400g，糯米1250g，酒曲1200g。
制　　法	将前5味捣碎，放入大砂锅内，加水煎至1000ml，待冷备用。如无大砂锅，亦可分数次煎。再将糯米淘净，蒸煮后沥半干，倒入净缸中待冷，然后将药汁倒入缸中，加入酒曲（先研细末），搅拌均匀，加盖密封，置于保温处。经21天后开封，压去糟，储瓶备用。
功　　效	补养脏气、益脾祛湿、润血燥、乌须发、延年益寿。
主　　治	体倦乏力、饮食减少、头晕目眩、面肢浮肿、须发枯燥变白、肌肤干燥、易痒，心烦少眠等症。
用法用量	口服。每次温服10~25ml，每天早、晚各服1次。
来　　源	引自《本草纲目》。

（八）防衰延寿酒

配　方	茯神、黄芪、芡实、党参、黄精、制首乌各15g，枸杞子、黑豆、紫河车、白术、菟丝子、丹参、山药、熟地黄、莲子、柏子仁各10g，葡萄干、龙眼肉干各20g，山茱萸、炙甘草、乌梅、五味子各5g，白酒2000ml。
制　法	将上述诸药共研为粗末，装入药袋中，扎紧药袋口，置于洁净容器中，加入白酒，密封浸泡14天。开封后取出药袋，压榨取液，将榨取液与药酒混合，静置，过滤后即得。
功　效	补益精气、通调脉络、抗老防衰。
主　治	肝肾不足，气血渐衰、体倦乏力、腰膝酸软、头晕健忘、失眠多梦、食欲减退、神疲心悸等症。
用法用量	口服。每次服10～20ml，每天2次。
来　源	引自《中国老年》。

（九）枸杞酒 II

配　方	枸杞子、生地黄各300g，大麻子500g，白酒5000ml。
制　法	先将大麻子令熟，摊去热气，生地黄切片，与枸杞子相和所得，装入药袋中，置于洁净容器中，加入白酒，密封，浸泡7～14天后，即可饮用。
功　效	明目驻颜、轻身不老、坚筋骨、耐寒暑。
主　治	虚羸黄瘦不能食之症。
用法用量	口服。多少任意饮之，令体中微有酒力，醺醺为妙。
来　源	引自《永乐大典》。

（十）黄精酒 II

配　　方	黄精、苍术各2000g，枸杞根2500g，松叶4500g，天冬1500g，杏仁、怀山药、牛乳各适量。
制　　法	将杏仁研烂，入牛乳绞汁，以杏仁尽为度，后取怀山药相合，与诸药（先研细）共入新瓷瓶盛之，密封瓶口，置于锅中，隔水煮1小时乃成。前5味亦可用水煎2或3次，合并浓缩后再加入瓶中。
功　　效	滋养肺肾、补精填髓、延年益寿。
主　　治	百病。可延年益寿，使白发再黑、落齿再生。
用法用量	口服。每天空腹以温酒调1汤匙服之。
来　　源	引自《奇效良方》。

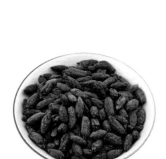

（十一）精神药酒秘方

配　　方	东北人参、生地黄、枸杞子各15g，淫羊藿、沙苑子、母丁香各9g，沉香、远志各3g，荔枝核（捣碎）7枚，60°高粱白酒1000ml。
制　　法	将上述诸药，先去掉杂质、灰尘，再同放入容器中，加入白酒，密封，浸泡45天后即可饮用。
功　　效	补气养阴、温肾健脾。
主　　治	体虚、精神疲乏之症。
用法用量	口服。每次服10ml，徐徐呷服。每天1次。
来　　源	引自《百病中医膏散疗法》。

（十二）鹿骨酒

配　　方	鹿骨100g，枸杞子30g，白酒1000ml。
制　　法	将鹿骨捣碎，枸杞子拍破，放入净瓶中，加入白酒，密封，浸泡14

天后，过滤去渣，即成。

功　　效	补虚羸、壮阳、强筋骨。
主　　治	行走无力、筋骨冷痹、虚劳羸瘦、四肢疼痛等症。
用法用量	口服。每次服10～25ml，每天早、晚各服1次。
来　　源	引自《实用药酒方》。

（十三）黄精延寿酒 I

配　　方	黄精、白术各4g，天冬3g，松叶6g，枸杞子5g，酒曲适量。
制　　法	将上述诸药加水适量煎汤，去渣取液，加入酒曲拌匀，如常法酿酒。酒熟即可饮用。
功　　效	延年益寿、强筋壮骨、益肾填精、调和五脏。
主　　治	老年人食少体虚、筋骨软弱、腰膝酸软之症。
用法用量	口服。不拘时候，适量饮服，勿醉。
来　　源	引自《千金翼方》。

（十四）菊花酒 I

配　　方	菊花、生地黄、枸杞根各2500g，糯米35kg，酒曲适量。
制　　法	将前3味加水50L煮至减半，备用；糯米浸泡，沥干，蒸饭，待温，同酒曲（先压细）、药汁同拌令匀，入瓮密封，候熟澄清备用。
功　　效	壮筋骨、补精髓、清虚热。
主　　治	早衰。
用法用量	口服。每次温服10ml，每天3次。
来　　源	引自《太平圣惠方》。

（十五）却老酒

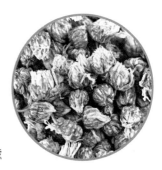

| 配　　方 | 甘菊花、麦冬、枸杞子、焦白术、石菖蒲、远志、熟地黄各60g，白茯苓70g，人参30g，肉桂25g，何首乌50g，白酒2000ml。 |
| 制　　法 | 将上述诸药共制成粗末，置于洁净容器中，加入白酒，密封，浸泡7天后，过滤 |

去渣，即成。

功　　效　益肾健脾、养血驻颜。

主　　治　精血不足、身体衰弱、容颜无华、毛发憔悴之症。

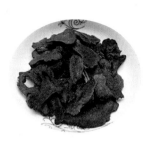

用法用量　口服。每次空腹温服10ml，每天2~3次。

来　　源　引自《百病中医药酒疗法》。

（十六）清宫长春酒

配　　方　天冬、麦冬、山药、山茱萸、茯苓、石菖蒲、远志各10g，熟地黄、柏子仁、巴戟天、泽泻、菟丝子、覆盆子、地骨皮各15g，牛膝、杜仲各20g，人参、木香、五味子各5g，川椒3g，肉苁蓉、枸杞子各30g，白酒2000ml。

制　　法　将上述诸药共研为粗末，装入药袋中，扎紧药袋口，置于洁净容器中，加入白酒浸泡1个月，开封后取出药袋，压榨取液，将榨取液与药酒混合，静置，过滤后即可服用。

功　　效　补虚损、调阴阳、壮筋骨、乌须发。

主　　治　神衰体弱、肢酸乏力、健忘失眠、须发早白等症以及老年女性阴道出血。

用法用量　口服。每次5~15ml，每天1次，临睡前服用。

来　　源　引自《清宫秘方》。

（十七）杞地红参酒

配　　方　枸杞子、熟地黄各80g，红参15g，茯苓20g，何首乌50g，白酒1000ml。

制　　法　将上述诸药捣碎，置于洁净容器中，加入白酒，密封，浸泡15天后，过滤去渣，即成。

功　　效　补肝肾、益精血、补五脏、益寿延年。

主　　治　早衰、耳鸣、目昏花等症。

用法用量　口服。每次服15~20ml，每天早、晚各服1次。

来　　源　引自《补品补药与补益良方》。

（十八）万病无忧酒

| 配　　方 | 当归、川芎、白芷、荆芥穗、地骨皮、牛膝、大茴香、木瓜、乌药、煅自然铜、木香、乳香、没药、炙甘草各15g，白芍、补骨脂、威灵仙、钩藤、石楠藤各30g，防风22.5g，羌活、雄黑豆（炒香）各60g，炒杜仲、紫荆皮各45g，白酒1大坛（约25L）。 |

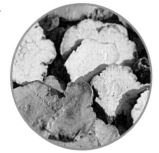

| 制　　法 | 将上述诸药共捣碎，和匀，装入药袋中，置于洁净容器中，加入白酒、密封，浸泡5～10天后即可饮用。 |

| 功　　效 | 祛风活血、养神理气、补虚损、除百病。 |

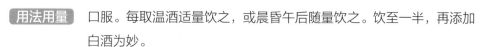

| 主　　治 | 百病，能祛风湿、乌髭须、清心明目、利腰肾腿膝、补精髓、疗跌打损伤筋骨、和五脏、平六腑、快脾胃、进饮食、补虚怯、养气血。 |

| 用法用量 | 口服。每取温酒适量饮之，或晨昏午后随量饮之。饮至一半，再添加白酒为妙。 |

| 来　　源 | 引自《寿世保元》。 |

（十九）人参不老酒

| 配　　方 | 人参、川牛膝、菟丝子、当归各20g，杜仲15g，生地黄、熟地黄、柏子仁、石菖蒲、枸杞子、地骨皮各10g，白酒2000ml。 |

| 制　　法 | 将上述诸药共研为粗末，装入药袋中，扎紧药袋口，置干净容器中，加入白酒，密封浸泡14天后，取出药袋，压榨取液，将榨取液与药酒混合，静置，过滤装瓶，密封备用。 |

| 功　　效 | 滋肾填精、补气益智。 |

| 主　　治 | 腰膝酸软、神疲乏力、心悸健忘、头晕耳鸣等症。 |

| 用法用量 | 口服。每次服10～20ml，每天2次。 |

来　　源　引自《寿亲养老新书》。

（二十）神仙酒Ⅱ

配　　方　肥生地黄、菊花、当归各30g，牛膝15g，红糖600g，好陈醋600ml，干烧酒5000ml。

制　　法　将前4味装入布袋，备用；将干烧酒放入容器中，以红糖、陈醋和甜水2500ml调匀，去渣入酒内，再装入药袋中，密封，浸泡5～7天后即可取用。

功　　效　益精血、明耳目、添筋力、延衰老。

主　　治　阴血不足、诸虚百损。

用法用量　口服。不拘时候，随意饮服。勿醉。

来　　源　引自《集验良方》。

（二十一）人参当归酒

配　　方　红参、当归、淫羊藿各15g，五味子（制）10g，麦冬、熟地黄各20g，白酒1000ml。

制　　法　将上述诸药共研为粗末，装入药袋中，扎紧药袋口，置于洁净容器中，加入白酒密封浸泡14天。开封后取出药袋，压榨取液，将榨取液与药酒混合，静置，过滤后，装瓶备用。

功　　效　益气养血、滋阴补肾。

主　　治　气血虚弱、肾亏阳痿、头晕目眩、面色苍白、梦遗滑精、体倦乏力等症。

用法用量　口服。每次服10ml，每天2次。

来　　源　引自《临床验方集》。

（二十二）神仙延寿酒

配　　方　生地黄、熟地黄、天冬、麦冬、当归、川牛膝、川芎、白芍、茯苓、知母、杜仲、小茴香、巴戟天、枸杞子、肉苁蓉各60g，补骨脂、砂仁、白术、远志各30g，人参、木香、石菖蒲、

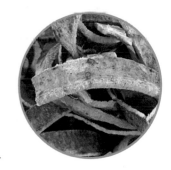

柏子仁各15g，黄柏90g，白酒30L。

| 制　　法 | 将上述诸药捣碎，装入药袋中，置于洁净容器中，加入白酒，密封，隔水加热1.5小时，取出容器，埋入土中3天以去火毒，静置待用。 |

| 功　　效 | 滋阴助阳、益气活血、清虚热、安神志。 |

| 主　　治 | 气血虚弱，阴阳两亏，夹有虚热而出现的腰酸腿软、乏力、气短、头眩目暗、食少消瘦、心悸失眠等症。 |

| 用法用量 | 口服。每次服10~15ml，每天1~2次。 |

| 来　　源 | 引自《万病回春》。 |

（二十三）松子酒

| 配　　方 | 松子仁600g，甘菊花300g，白酒1000ml。 |

| 制　　法 | 将松子仁捣碎，与菊花同放入容器中，加入白酒，密封，浸泡7天后，过滤去渣，即成。 |

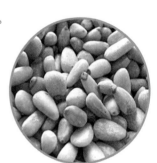

| 功　　效 | 益精补脑。 |

| 主　　治 | 虚赢少气、体弱无力、风痹寒气。 |

| 用法用量 | 口服。每次空腹服10ml，每天3次。 |

| 来　　源 | 引自《民间百病良方》。 |

（二十四）四季春补酒

| 配　　方 | 人参、炙甘草各10g，大枣（去核）30g，炙黄芪、制何首乌、党参、淫羊藿、天麻、麦冬各15g，冬虫夏草5g，白酒500ml，黄酒1000ml。 |

| 制　　法 | 将上述诸药共研为粗末，装入药袋中，扎紧药袋口，置于洁净容器中，加入黄酒浸泡7天。加白酒，继续浸泡7天后，取出药袋，压榨取液，将榨取液与白酒混合，静置，滤过，装瓶备用。 |

| 功　　效 | 扶正固本、协调阴阳。 |

| 主　　治 | 元气虚弱、肺虚气喘、肝肾不足、病后体虚、食少倦怠等症。 |

| 用法用量 | 口服。每次服20~30ml，每天2次。 |

| 来　　源 | 引自《临床验方集》。 |

（二十五）熙春酒

配　方	生猪板油500g，甘枸杞子、龙眼肉、女贞子（冬至日集，九蒸九晒）、生地黄、淫羊藿、生绿豆各120g，滴花烧酒10L。
制　法	将上述诸药洗净，晒干，捣碎，置于洁净容器中，加入烧酒，密封，浸泡1个月后即可取用。食素者去猪油，加柿饼500g。
功　效	健体驻颜、滋养心肾。
主　治	身体虚弱、早衰之症。
用法用量	口服。不拘时候，频频饮之，勿醉。
来　源	引自《随息居饮食谱》。

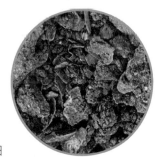

（二十六）松龄太平春酒

配　方	熟地黄、当归、枸杞子、红曲、龙眼肉、荔枝蜜、整松仁、茯苓各100g，白酒10L。
制　法	将上述诸药捣碎，装入药袋中，置于洁净容器中，加入白酒，密封，隔水煮1炷香时间，或酒煎1炷香亦可。过滤去渣，即成。
功　效	益寿延年、如松之盛。
主　治	老年人气血不足、体质虚弱、心悸怔忡、健忘、失眠等症。
用法用量	口服。每次服25ml，每天早、晚各服1次。
来　源	引自《清代宫廷缓衰老医药简述》。

（二十七）五香酒

配　方	檀香、木香、乳香、川芎、没药各45g，丁香15g，人参120g，白糖霜7.5kg，胡桃肉200个，红枣（去核）30枚。
制　法	将前7味药物共为末，每料糯米5斗、细曲

7.5kg、白烧酒3大坛，先将米蒸熟，晾冷，照常酿酒法，置瓮缸内，封好口，待发，微温，入糖及烧酒、香料、桃、枣等物在内，将缸口封上，不使出气，每7天打开1次，仍封至七七日，榨取汁，分装备用。

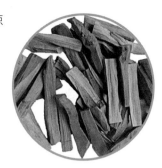

功　　效　益气健脾、调和气血。

主　　治　可以养生延年。凡气虚不足、血行不畅的中老年人均可服之。

用法用量　口服。每次服1～2杯，以腌物压之，有春风和煦之妙。

来　　源　引自《饮馔服食笺》。

（二十八）下元补酒

配　　方　党参、茯神、生龙齿、生黄芪、巴戟天各15g，熟地黄40g，生白术、山药各20g，酸枣仁、沙苑子、菟丝子、金樱子各10g，炙远志、白莲须、莲心各5g，白酒1500ml。

制　　法　将上述诸药共研为粗末，装入布袋中，扎紧药袋口，置于洁净容器中，加入白酒浸泡，7天后取出药袋，压榨取液，将榨取液与药酒混合，静置，过滤后装瓶备用。

功　　效　填补下元、健脾安神。

主　　治　肝肾不足、心脾亏损、头晕目眩、腰膝酸软、心悸失眠、健忘神疲、遗精早泄等症。

用法用量　口服。每次服20～30ml，临睡饮用。

来　　源　引自《祝味菊先生九散膏方选》。

（二十九）玉竹高龄酒

配　　方　玉竹、桑椹各488g，白芍、茯苓、党参、菊花各122g，炙甘草、陈皮各31g，制何首乌183g，当归91g，白酒5000ml。

制　　法　将前10味共制成粗末，用白酒浸渍10～15天后，按渗滤法缓缓渗滤，收集渗滤液；另取蔗糖3000g，制成糖浆，加入滤液中，另加红曲适量调色，搅匀，静置，滤过约制成50 000ml，储瓶备用。

| 功　　效 | 补脾肾、益气血。 |

| 主　　治 | 精神困倦、食欲缺乏等症。 |

| 用法用量 | 口服。每次服25～50ml，白天服3次，夜晚服1次。 |

| 来　　源 | 引自《药酒汇编》。 |

（三十）延年百岁酒

| 配　　方 | 大熟地黄、紫丹参、北黄芪各50g，当归身、川续断、枸杞子、龟板胶（即龟甲胶）、鹿角胶各30g，北丽参（切片）、红花各15g，黑豆（炒香）100g，苏木10g，米双酒1500ml。 |

| 制　　法 | 将前5味研成粗粉，与余药（二胶先烊化）同放入容器中，加入米双酒，密封，浸泡1～3个月后即可取用。 |

| 功　　效 | 补气活血、滋阴壮阳。 |

| 主　　治 | 早衰、体弱或病后所致之气血阴阳俱不足而见头晕眼花、心悸气短、四肢乏力及腰膝酸软等症。 |

| 用法用量 | 口服。每次服10～15ml，每天早、晚各服1次。 |

| 来　　源 | 引自《中国当代中医名人志》。 |

（三十一）养元如意酒

| 配　　方 | 党参、生地黄、黄芪、补骨脂、胡桃肉、熟地黄各12g，当归、茯苓、杜仲、枸杞子、灵虎骨（用狗骨倍量代）、沙苑子、川续断、楮实子、白术、何首乌、麦冬、天冬、山药、肉苁蓉、牛膝、覆盆子、菟丝子各6g，鹿 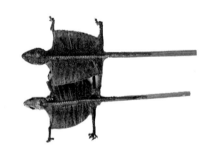角、锁阳、海马、熟附片、蛤蚧、淫羊藿、肉桂、桑螵蛸、白芍、红花、川芎、甘草、巴戟天、陈皮各3g，砂仁、沉香、公丁香、乳香、没药、龙眼肉各1.5g，白酒15L。 |

| 制　　法 | 将上述诸药研成细末，装入白布袋，放入酒坛内，加入白酒，密封浸泡15天后即可服用。 |

| 功　　效 | 保元固本、生精养血、强筋壮骨、驻颜益寿。 |

主　治 肾亏精少、真元大虚所致的阳痿、早泄、性欲减退、未老先衰、腰膝酸软。

用法用量 口服。每晚温服15ml。

来　源 引自《药酒与膏滋》。

（三十二）延龄酒

配　方 枸杞子240g，龙眼肉120g，当归60g，炒白术30g，大黑豆100g，白酒5000～7000ml。

制　法 将前4味捣碎，置于洁净容器中，加入白酒，另将黑豆炒至香，趁热投入酒中，密封，浸泡10天后，过滤去渣，即成。

功　效 养血健脾、延缓衰老。

主　治 精血不足、脾虚湿困所致的头晕、心悸、睡眠不安、目视不明、食少困倦、筋骨关节不利等症；或身体虚弱，面色不华。平素偏于精血不足，脾气不健者，虽无明显症状，宜常服，具有保健延年的作用。

用法用量 口服。每次服10ml，每天2次。

来　源 引自《药酒汇编》。

（三十三）延寿九仙酒

配　方 人参、炒白术、茯苓、炒甘草、当归、川芎、熟地黄、白芍（酒炒）、生姜各60g，枸杞子250g，大枣（去核）30枚，白酒17.5L。

制　法 将前11味捣碎，置于洁净容器中，加入白酒，密封，隔水加热至沸腾，置阴凉干燥处，浸泡5～7天后，过滤去渣，即成。

功　效 补气血、益肝肾、疗虚损、返老还童等功效。

主　治 诸虚百损。

用法用量 口服。不拘时候，适量饮用，勿醉。

来　源 引自《明医选要济世奇方》。

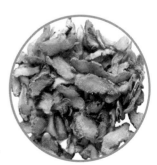

（三十四）延寿酒Ⅱ

配　方 黄精30g，苍术30g，天冬30g，松叶40g，枸杞子30g，白酒1500ml。

制　法 将上述诸药共捣细碎，置瓶中，用酒浸7

天后开取，去渣备用。

功　效 养脏气、久服益寿。

主　治 体倦乏力、饮食减少、头晕目眩、腰膝不利等症。

用法用量 口服。每天2次，每天早、晚空腹温饮1～2小杯。

来　源 引自《中藏经》。

（三十五）滋补肝肾酒

配　方 女贞子、胡麻仁、枸杞子各60g，生地黄30g，冰糖100g，白酒2000ml。

制　法 将胡麻仁水浸，去掉浮物，洗净蒸过，研烂；将余药捣碎，与胡麻仁同入布袋，备用；另将冰糖放锅中，加入水适量，置于文火上加热熔化，待变成黄色时，趁热用净细纱布过滤1遍，备用；将白酒放入容器中，加入药袋，加盖，置于炉上文火煮至沸腾时取下，待冷后密封，置阴凉处隔天摇动数下，浸泡14天后，过滤去渣，加入冰糖液，再加入500ml凉开水，拌匀，过滤，储瓶备用。

功　效 滋肝肾、补精血、益气力、乌须发、延年益寿。

主　治 腰膝酸软、肾虚遗精、头晕目眩、须发早白、老年肠燥便秘等症。

用法用量 口服。每次空腹服10～20ml，每天早、晚各服1次。

来　源 引自《药酒汇编》。

注意事项

（1）平时应多食用具有护肾利尿作用的食物，如动物肝脏、瘦肉、胡萝卜、冬瓜、西红柿、柑橘、柿子、干果类，少吃辛辣或者刺激性食物。

（2）积极锻炼身体，增强体质，增强自身的免疫力；参加户外运动，放松心情。

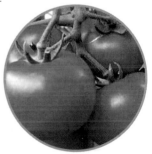

（3）保持良好的作息习惯，尽量避免熬夜。

（4）不要给自己太大的压力，学会合理减压。

第三章

四季养生药酒

- 春季养生药酒
- 夏季养生药酒
- 秋季养生药酒
- 冬季养生药酒

第一节 春季养生药酒

一年之计在于春，当寒冬过后春天到来，白昼时间逐渐延长，气温日渐上升，此为大自然阳气日渐增长的过程。春季养生要顺应春天阳气生发、万物始生的特点，注意保护体内阳气，着眼一个"生"字。在中医理论中，按自然界属性，春属木，与肝相应，肝的生理特点主疏泄，在志为怒，恶抑郁而喜调达，春季精神养生要力戒暴怒，更忌情怀忧郁。中医学认为，春季养生要充分珍惜、利用春季大自然"发陈"之时，借阳气上升，万物萌生、人体新陈代谢旺盛之机，通过适当的养生方法，使春阳之气得以宣达，机能代谢得以正常运行，而饮用适宜的春季养生药酒便是一种适当的养生方法。

（一）天冬酒Ⅱ

配　　方　天冬50g，白酒500ml。

制　　法　将天冬洗净，与白酒一同放入洁净容器内，密封浸泡15天左右即可。

功　　效　清热养阴，润肺滋肾。

主　　治　阴虚内热、口渴、肺热燥咳、咯血及阴伤消渴等，还可润肠通便，治肠燥便秘。

用法用量　每天2次，每次饮服10～20ml。

注意事项　脾胃虚寒泄泻者忌用。

来　　源　引自《本草纲目》。

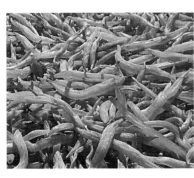
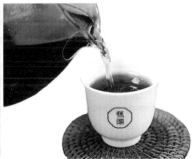

（二）山楂酒

配　　方	山楂200g，白酒500ml。
制　　法	将山楂洗净切成片，与白酒一同放入洁净容器内，浸泡15天左右即可。
功　　效	消食化积，行气散瘀，降压降脂。
主　　治	肉食积滞症，以及泻痢、产后瘀血腹痛、恶霸不尽、瘀血经闭等，并且对心血管疾病有一定防治作用。
用法用量	每天2次，每次饮服10～20ml。
注意事项	脾胃虚弱者、早孕妇女、消化性溃疡患者均禁用。
来　　源	引自《药酒汇编》。

（三）猪脂玉液酒

配　　方	生猪脂50g，蜂蜜10～20g，白酒500ml。
制　　法	将生猪脂切碎，置于洁净容器中，加入蜂蜜、白酒，用文火煮数百沸，待温，去渣留液。
功　　效	滋阴润肺生津。
主　　治	老年人肺虚久咳、肌肤粗糙、毛发枯萎。
用法用量	空腹温饮。每天3次，每次20ml。
注意事项	痰湿内停者慎服。
来　　源	引自《民间百病良方》。

（四）玫瑰花酒

配　　方	玫瑰花50g，38°白酒500ml。
制　　法	将玫瑰花与白酒一同放入洁净容器内，加盖密封。每天摇动1次，10天后即可服用。
功　　效	理气解郁，和血行血。

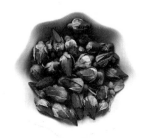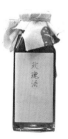

主 治	肝胃气痛、胸胁胀满、妇女经血不调、精神抑郁等患者。
用法用量	每天2次，每次饮服10~20ml。
注意事项	如果妇女不能饮白酒，可用黄酒代替。
来 源	引自《全国中药成药处方集》。

（五）八月札酒

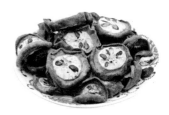

配 方	八月札50g，白酒500ml。
制 法	将八月札切碎，与白酒一同放入洁净容器中，密封，浸泡。每天振摇1次或2次，20天，去渣留液。
功 效	疏肝理气，健脾益胃，活血止痛，除烦利尿。
主 治	肝胃气痛、腰痛肋痛以及子宫下坠、脱垂，痛经等。
用法用量	口服。每天2次，每次10~15ml。
来 源	引自《民间百病良方》。

（六）人参酒 II

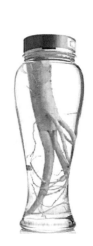

配 方	人参30g，白酒500ml。
制 法	将人参放入盛有白酒的瓶中，浸泡15天即可。
功 效	大补元气，补益脾肺，生津止渴。
主 治	一切气虚之证，肺脾气虚之证，还可用于津伤之口渴、气血不足之神志不安等。
用法用量	每天2次，每次饮服10~20ml。
注意事项	热证、实证者忌饮。人参不宜与萝卜、茶同食。
来 源	引自《本草纲目》。

（七）龙眼大枣酒

| 配 方 | 龙眼肉250g，大枣、生地黄、熟地黄各50g，黄酒1000ml。 |
| 制 法 | 将上述诸药洗净，放入洁净砂锅内，加水漫过药面10cm，煎沸3~5 |

分钟，离火，冷却后倒入酒坛。再加入黄酒，密封贮存，30天后即成。

功　效 滋阴养血。

主　治 贫血、低血、血虚、头晕等。

用法用量 每天3次，于饭后饮服20ml。

来　源 民间验方。

（八）佛手酒Ⅱ

配　方 佛手50g，白酒1000ml。

制　法 将佛手切成小方块形，放入酒坛之中，将坛口密封，盖严。每2天将酒坛摇动1次，10天后即可饮用。

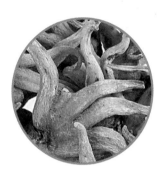

功　效 疏肝解郁，调和脾胃。

主　治 胃气虚寒、腹中冷痛者。

用法用量 每天2次。每次饮服10~20ml。

来　源 引自《大众药膳》。

（九）阿胶蛋黄酒

配　方 阿胶20g，鸡蛋黄4个，米酒500ml，精盐少许。

制　法 将米酒放入容器中，密封，用武火煮沸，加入阿胶烊化，加鸡蛋黄、精盐拌匀，再武火煮5~7沸后离火。

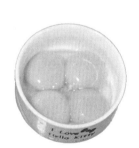

功　效 补虚养血，滋阴润燥，止血息风。

主　治 体虚乏力、血虚萎黄、虚劳咳嗽、胎动不安、胎漏下血、崩漏、失眠等。

用法用量 温饮。每天2次，每次30~40ml。

注意事项 实证忌服。

来　源 民间验方。

（十）党参枸杞子酒

配　　方	党参、枸杞子各25g，米酒500ml。
制　　法	将党参拍裂、切片，枸杞子洗净、晾干后，与米酒一同放入洁净容器中，密封，浸泡。每天振摇1次或2次，7天后即可去渣留液。
功　　效	健脾益气，养肝益胃。
主　　治	脾胃气虚、面色萎黄、食欲不振、肢体倦怠、腰酸头晕。
用法用量	口服。每天3次，每次10ml。
注意事项	感冒发热者慎服。
来　　源	引自《民间百病良方》。

（十一）蜜膏酒

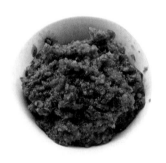

配　　方	蜂蜜250ml，生姜汁、生百部汁各125ml，枣肉泥、杏仁泥各75g，橘皮末60g，饴糖250g。
制　　法	将杏仁泥和生百部汁加水1000ml，煮至500ml，去渣备用；再加入蜂蜜、生姜汁、饴糖、枣泥、橘皮末等，用文火再熬，取1000ml即可，储存备用。
功　　效	疏风散寒，止咳平喘。
主　　治	肺气虚寒、风寒所伤、语声嘶哑、咳唾上气、喘嗽及寒邪郁热等症。本方对于虚寒性咳嗽、风寒咳嗽、喘息性支气管炎，均有良效。
用法用量	每次用温酒（白酒）调服1~2汤匙，细细含咽即可，每天服3次。
来　　源	民间验方。

（十二）状元红酒Ⅱ

配　　方	当归、广皮（即广陈皮）、青皮各15g，红曲、砂仁各30g，白蔻、丁香、山栀、麦芽、枳壳、厚朴各6g，木香3g，藿香9g，冰糖1g，白酒1500ml。
制　　法	将上述诸药切成薄片，装入药袋内，与白酒一同放入洁净容器中，用文火煮30分钟后加入冰糖，取出放凉。

功　　效	醒脾开胃，化滞祛湿，疏肝理气。
主　　治	脾胃失和、肝气郁滞。无明显症状者服之亦有醒脾开胃、增加食欲的作用。
用法用量	口服。每天早、晚各服1次，每次服20～50ml。
注意事项	孕妇忌服，阴虚津亏者不宜服用。忌油腻、豆腐、生冷等物。
来　　源	引自《全国中药成药处方集》。

（十三）百益长春酒 II

配　　方	党参、生地黄、茯苓各90g，白芍、白术、当归、红曲各60g，川芎30g，木樨花500g，龙眼肉240g，高粱酒1500ml，冰糖1500g。
制　　法	将上述诸药共研为粗末，装入药袋中，和高粱酒一同放入洁净容器中，密封，浸泡。5～7天后滤取澄清酒液，加入冰糖，溶化即成。
功　　效	健脾益气，益精血，通经络。
主　　治	气血不足、心脾两虚之气少乏力，食少脘满、睡眠欠安、面色无华等症。气虚血弱、筋脉失于濡养、肢体运动不遂者亦可服用。
用法用量	每天服2次或3次，每次25～50ml。
来　　源	引自《中国医学大辞典》。

（十四）樱桃酒

配　　方	鲜樱桃果500g，米酒1000ml。
制　　法	将樱桃切碎或者捣烂，浸入米酒中，10天后即可服用。
功　　效	补中气，祛风湿。
主　　治	身体虚弱、风湿性腰痛腿软、四肢麻木等患者，也适用于中气不足、有风湿病的患者。
用法用量	每天2次，每次饮服10～20ml。
来　　源	民间验方。

（十五）佛手露酒

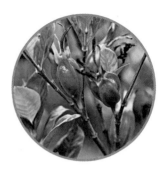

| 配　　方 | 佛手120g，五加皮30g，青皮、木瓜各12g，小山栀、广陈皮各15g，高良姜、砂仁、肉桂各9g，木香、公丁香各6g，当归18g，白酒10L，冰糖1500g。 |

配　　方　佛手120g，五加皮30g，青皮、木瓜各12g，小山栀、广陈皮各15g，高良姜、砂仁、肉桂各9g，木香、公丁香各6g，当归18g，白酒10L，冰糖1500g。

制　　法　将上述诸药捣碎，装入药袋中，与白酒一同放入洁净容器中，密封，浸泡。用文火加热30分钟，过滤去渣，加入冰糖，待溶化后，贮瓶备用。

功　　效　疏肝理气，和脾温胃。

主　　治　肝郁气滞、脾胃不和、胸胁满闷心烦、气逆欲呕、食欲不振、胃脘胀痛等症。

用法用量　口服。每次服20～30ml，每日3次。

注意事项　孕妇忌服。

来　　源　引自《全国中药成药处方集》。

注意事项

（1）注重对肝气的保养，保持心情舒畅：春属木，在人体与肝相应，春季阳气生发，而肝主疏泄，喜条达而恶抑郁，所以，春季养生贵在调畅情志，使肝气条达，养生发之阳气。应顺应春季"生发"的特性。保持心情舒畅，精神愉快，胸怀开畅，有如万物生机勃勃，有利于体内阳气的生发，以使机体和外界环境保持平衡。

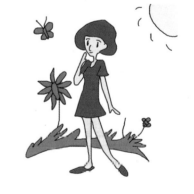

（2）注意防病：所谓"百草回生，百病易发"，很多疾病都常在春天发生或复发，常见的主要包括：冠心病、风湿性心脏病、关节炎、肾炎、精神病、花粉症、接触性皮炎、哮喘等。春季所患疾病普遍为风邪所致，所以应注意躲避能使人致病的风邪，正如《黄帝内经》所说："虚邪贼风，避之有时。"

（3）注意保暖：春天寒气仍在，应注意防寒，早晚和刮风时应注意保暖。

天冷了注意保暖哦！

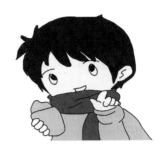

（4）在饮食上，可以适当食用辛味食物：五味中辛味能散、能行，能帮助舒展机体的阳气。但从中医的五行学说来讲，春季肝气旺盛，容易克伐脾气，因此脾胃薄弱的人们要"少酸宜食甘"，因春为肝木主酸，而甘味入脾。减酸而食甘，能滋养脾胃，防止春季肝旺克伐脾胃。

第二节 夏季养生药酒

《黄帝内经》曰："夏三月，此谓蕃秀，日地气交，万物华实。"夏三月，指农历四月至六月，阳历六月至八月。就是从立夏之日起，至立秋之日止，包括立夏、小满、芒种、夏至、小暑、大暑6个节气。蕃，即茂盛；秀，即华美。在夏天的这三个月中，阳气下济，地热上蒸，日地之气充分交合，其间清气充实，为自然界万物生长最茂盛、最华美的季节。人是万物之灵，也应该神气饱满，体力旺盛。夏季，人体阳气旺盛，宣发于外，气机宣畅，通泄自如，精神饱满，情绪外向，为人体新陈代谢最旺盛的时机。此时人体抵抗外邪的能力比较强盛，总体上体现出夏季万物华实的特点。中华传统中医认为，夏季在五行中属火，对应的脏腑为"心"。中医专家认为，夏季养生重在养"心"。中医所谓的"心"指包括心脏在内的整个神经系统及心理精神因素。

由于夏季天气炎热，宜产生烦躁情绪，这时心理养生不可忽视，保持平和的心态和愉悦的心情，有利于降低交感神经的兴奋性、减缓新陈代谢、降低燥热感。

（一）薏苡仁酒

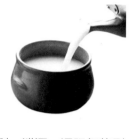

配　　方	薏苡仁100g，白酒500ml。
制　　法	将薏苡仁洗净，与白酒一同放入洁净容器中，浸泡15天即可。
功　　效	健脾止泻，利水渗湿，祛湿除痹，清热排脓。
主　　治	脾失健运、水湿内停之水肿、脚气病、小便不利、泄泻，湿阻经络引起的四肢拘挛、风湿痹痛，湿热阻滞之肺痈、肠痈等症。
用法用量	每天2次，每次饮服10～20ml。
注意事项	因其渗湿，故津液不足者慎用；因其有收缩子宫的作用，故孕妇忌用。
来　　源	引自《茶酒治百病》。

（二）菊花酒Ⅱ

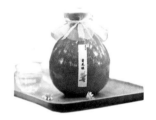

配　　方	菊花50g，白酒500ml。
制　　法	将菊花洗净去蒂，放入瓶中，倒入白酒，密封浸泡10天即可。
功　　效	疏散风热，清肝明目，平肝潜阳。
主　　治	外感风热表证，温病初起之头痛、发热等，肝经风火上炎之目赤肿痛，肝阳上亢之眩晕、头胀、头痛、高血压等。
用法用量	每天2次，每次饮服10～20ml。
注意事项	素体寒凉者慎用。
来　　源	引自《临床验方集》。

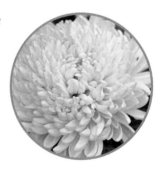

（三）莲子养心酒

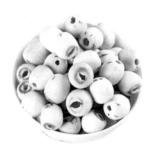

配　　方	莲子100g，白酒1L。
制　　法	将莲子去皮，粗碎，与白酒一同放入洁净容器中，密封，浸泡。每天振摇1次或2次，15天后，去渣留液。
功　　效	养心安神，健脾止泻，补肾固精。
主　　治	心肾不交或心肾两虚、心悸失眠、虚

烦、遗精、尿频、白浊、白带过多、脾虚泄
泻等。

用法用量 口服。每天早、晚各1次，每次20ml。

注意事项 便秘、疳积、疟疾、表证者忌用。

来 源 民间验方。

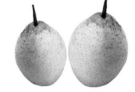

（四）雪梨酒

配 方 雪梨200g，38°白酒500ml。

制 法 将雪梨洗净，去皮、核，切成小块，放入
白酒中，密封7天后即成。

功 效 清热化痰，生津润燥。

主 治 咳嗽，烦渴，痰热惊狂，便秘等。

用法用量 口服。每天3次，每次20ml。

来 源 民间验方。

（五）胡麻解暑酒

配 方 胡麻子200g，生龙脑叶20g，生姜60g，黄酒500ml。

制 法 将胡麻子煎熟、略炒，加生姜、龙脑叶，同炒，细研，与黄酒一同放
入洁净容器中，密封，浸渍7天后，过滤去渣，即成。

功 效 解暑热。

主 治 预防中暑。

用法用量 口服。每天2次，每次30~50ml。

来 源 引自《民间百病良方》。

（六）桑椹酒

配 方 桑椹150g，白酒500ml。

制 法 将桑椹洗净，放入洁净瓶中，倒入白
酒浸泡15天即可。

功 效 清热润肺，滋阴养血。

主 治 肺阴不足之干咳燥咳、劳嗽咯血，胃
阴不足之口干、口渴，及心烦失眠、

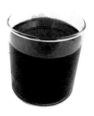

阴虚有热、身热夜甚。温热病热入营血之身热口干，后期津液大伤所致之夜热早凉、虚热无汗、舌红脉数之症。还可用于慢性病阴虚发热，及血热妄行、吐血、尿血、便血等。

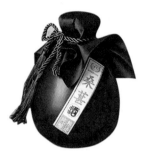

| 用法用量 | 每天2次，每次饮用10～20ml。 |
| 来　　源 | 民间验方。 |

（七）千金止痢酒

配　　方	黄连190g，阿胶、当归、鼠尾草、干姜各90g，米酒3500ml。
制　　法	将上述诸药放入米酒中，煮取1500ml，去渣，即可饮用。
功　　效	泻火解毒，清热燥湿，杀虫，滋阴润燥，补血，止血，祛痰止咳解毒。
主　　治	下痢腹痛、肠滑不止等症。
用法用量	每次500ml，温饮，分3次饮完。
来　　源	引自《外台秘要》。

（八）菖蒲酒

| 配　　方 | 石菖蒲50g，白酒500ml。 |
| 制　　法 | 将石菖蒲洗净，切成片，用药袋包好，扎紧药袋口，放入盛有白酒的瓶中，浸泡15天即成。 |

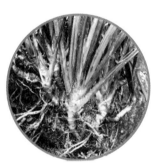

功　　效	祛痰开窍，定志安神，健脾化湿。
主　　治	痰迷中风、闭证、狂证，及痰扰心神之惊悸、失眠、健忘等。还可用于湿困脾胃之纳呆、困倦等。
用法用量	每天2次，每次饮服10～20ml。
注意事项	阴虚阳亢者忌食。
来　　源	引自《民间百病良方》。

（九）苹果酒

配　　方	苹果250g，白酒500ml。
制　　法	将苹果去皮核，切碎，与白酒一同放入洁净容器中，密封，浸泡。每天振摇1次，7天后即可。
功　　效	生津润肺，除烦解暑。
主　　治	中暑、脾虚火盛、中焦诸气不足、烦热中暑、醉酒等。
用法用量	口服。不拘时，随量饮之。
来　　源	引自《民间百病良方》。

（十）六味补心酒

配　　方	当归身、枸杞子、茯苓、龙眼肉各30g，生地黄48g，麦冬60g，甜酒1500ml。
制　　法	将上述诸药捣碎，装入药袋中，与甜酒一同放入洁净容器中，密封，浸泡。约7天后，过滤去渣取液即可饮用。
功　　效	补血养心，安神定志。
主　　治	心血不足、惊悸怔忡、头晕失眠、健忘等症。
用法用量	每天早、晚各服1次，每次服30～50ml。
来　　源	引自《奇方类编》。

（十一）止渴柠檬酒

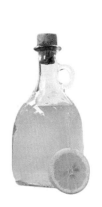

配　　方	鲜柠檬3～5个，白酒适量。
制　　法	将柠檬洗净，与白酒一同放入洁净容器内，密封，贮存，3～5天即成。
功　　效	止渴除烦，降逆止呃，和胃。
主　　治	呃逆、中暑、胎动不安等。
用法用量	每遇打呃时嚼食酒浸柠檬（去皮）1个或2个。
来　　源	民间验方。

（十二）十滴水

配　　方	大黄20g，小茴香、桂皮各10g，干姜、樟脑各25g，辣椒5g，薄荷油25ml（或桉叶油12.5ml），70%乙醇适量。
制　　法	将上述诸药捣为粗粉，混匀，用乙醇（70%）作溶媒，按渗滤法渗滤，至渗出的滤液达800ml左右，即停止渗滤，取渣压榨出余液，与渗滤液合并，加入樟脑（应先置研钵中加95%乙醇湿润后研细）与薄荷油，振摇或搅拌使之溶解，置于阴凉处静置过夜，如有沉淀，则用棉花滤去再添加70%乙醇至1000ml。分装备用。
功　　效	导浊，清暑，开窍，止痛。
主　　治	中暑引起的头晕、恶心、腹痛、肠胃不适等症。
用法用量	口服。每次服2.5～5ml，小儿酌减。
注意事项	孕妇忌服。
来　　源	引自《中药制剂汇编》。

（十三）通草酿酒

配　　方	通草250g，灯心草30g，糯米、酒曲各适量。
制　　法	将上述诸药加水共煎取汁，用酒曲、糯米如常法酿酒。
功　　效	清热化湿，利尿通淋。
主　　治	湿热淋证，如小便不利、尿频、尿急、尿痛，或伴心烦口渴、泻下黄糜臭秽、肛门灼热等症。
用法用量	徐徐饮之，不拘时候，以愈为度。
来　　源	引自《本草纲目》。

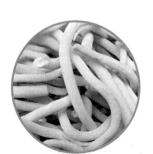

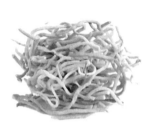

（十四）杨梅酒

配　　方	杨梅500g，白糖80g。
制　　法	将杨梅洗净加白糖（或酒成后加入），装入瓷罐中捣烂，加盖（不密

封，稍留空隙），7~10天，自然发酵成
酒。用纱布绞汁，即成约12°的杨梅露
酒，然后倒入锅中煮沸，待冷装瓶，密
闭保存。时间越久越好。

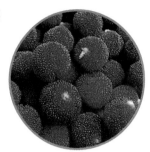

功　　效	防暑止泻。
主　　治	预防中暑，并有止泻之功。
用法用量	每天服3次，每次服50ml。
来　　源	引自《偏方大全》。

（十五）竹叶酒

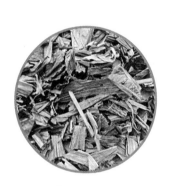

配　　方	竹叶200g，白酒500ml。
制　　法	将竹叶洗净，放入瓶中，倒入50°白酒，浸泡15天即可。
功　　效	清热除烦，利小便。
主　　治	热病伤津之口渴或温热病初起，以及心经实火之尿赤、热淋、小便不利等。
用法用量	每天2次，每次饮服10~20ml。
注意事项	素体寒凉之人少食。
来　　源	引自《本草纲目》。

（十六）河车麦冬酒

配　　方	紫河车粉50g，龟甲24g，黄檗、牛膝各25g，麦冬、天冬各35g，生地黄30g，杜仲20g，人参15g，白酒1500ml。
制　　法	将上述诸药粗碎，与白酒一同放入洁净容器中，密封，浸泡。每天振摇1次或2次，30天，去渣留液。
功　　效	清热养阴，补肾益肺。
主　　治	五劳七伤、精血大亏、虚火旺盛、骨蒸潮热、虚损咳嗽、咽干口燥、形体消瘦等。
用法用量	晨起空腹口服。每天1次，每次5~10ml。
注意事项	忌食萝卜、莱菔子、生葱、大蒜、藜芦等。
来　　源	民间验方。

注意事项

（1）注意保护体内阳气，消暑的同时要镇定安神：虽说夏季为阳气最旺盛的季节，但在夏季，阳气处于外向肌表发散的状态，这样一来就导致了机体内部的阳气相对薄弱；除此之外，夏季出汗较多，阳气会随汗液流失，这就是为何中医要强调"春夏养阳"的原因。为什么说"冬吃萝卜夏吃姜"？由于姜是性温的，可以扶助夏季体内相对薄弱的阳气；除此之外，姜还有发散的作用，可促进机体阳气的发散，与大自然保持一致，因此我们夏季可通过食用姜来保护体内阳气的相对稳定。

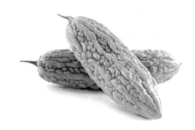

（2）注意防暑：夏季天气炎热，人们以为冰凉食物就可以降温，却忽略了体内温度更高（有时高达37℃），突然喝下冰水，五脏六腑会受不了。要消暑又镇定安神，不妨喝金银花茶、绿豆汤。需要注意的是，胃寒者少喝，可以多喝开水。体质属热而虚的人，不妨食用银耳、莲子或百合等凉补、祛热补气。

（3）炎热夏季的饮食应当以清淡、质软，易于消化为主，少吃高脂厚味及辛辣上火之物。清淡饮食能够清热、防暑、敛汗、补液，还能增进食欲。主食以稀为宜，如绿豆粥、莲子粥、荷叶粥等，可适当饮些清凉饮料，如酸梅汤、菊花茶等。

（4）注意对心气、心神的保养：夏属火，在人体与心相应。而"暑气通于心"，夏季的炎热易导致心火旺盛。人们极易烦躁不安，易发脾气，或表现为心火上炎，口舌生疮等。年轻的朋友气血旺盛，在夏季应注意防止上火；而老年朋友就更应注意，因为发火生气导致心肌缺血、心律失常、血压升高的现象并不少见，甚至因此而发生猝死。故夏季应注意做到心态平和、保持心情舒畅、避免发怒。此时可以适量吃些清心火的食物，如莲子、苦瓜等。

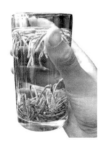
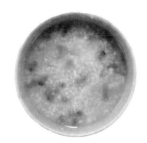

（5）注意对脾的保养，注意祛湿：脾喜燥而恶湿，湿气太过，则会损伤脾的功能，所以人在夏天常常会食欲不振，很多人在夏天还会感觉到胸腹胀闷不舒、乏力，精神不振，甚至长湿疹、腹泻等，此为夏季湿气氤氲的缘故。这时可以多吃一些除湿的食物，如薏苡仁、冬瓜等。

（6）中医认为，按五行规律，夏天心火旺而肺金、肾水虚衰，要注意补养肺肾之阴。可以选用枸杞子、生地黄、百合、桑椹以及味酸收敛肺气的药，如五味子等，可以防止人体出汗太过，耗气伤津。

（7）冬病夏治，即夏天人体内和外界阳气皆盛，用内服中药配合针灸等外治方法来治疗一些冬天好发的疾病。例如用鲜芝麻花常搓易冻伤处，可以预防冬季冻疮；用药膏贴在穴位上，可以治疗冬季哮喘和鼻炎。

（8）夏日炎炎不可远途跋涉，应当就近寻幽。早晨，曙光初照，三气清新，可以到草木繁茂的公园散步锻炼，吐故纳新。傍晚，当太阳下山之后，可以漫步徜徉于江边、湖畔，消除一天的疲劳。

第三节　秋季养生药酒

秋季，是指每年的8、9、10月，包括立秋、处暑、白露、秋分、寒露、霜降这6个节气。在秋季里，大自然的阳气从夏季的发散、释放转为收敛，暑夏的高温已降低，人们烦躁的情绪也随之平静，且秋风送爽，景色宜人。俗话说："一夏无病三分虚"，立秋过后气温逐渐由升温转成降温，气候虽然早晚凉爽，但人极易倦怠、乏力等。根据中医"春夏养阳，秋冬养阴"的原则，此时进补十分合适。秋季养生贵在养阴防燥，秋季阳气渐收，阴气生长，故保养体内阴气成为首要任务，而养阴的关键在于防燥，因此要选用一些能滋阴润燥、清肺的中药材来养生，例如人参、黄芪、麦冬、百合等。

（一）地黄首乌酒

配 方	肥生地黄400g，建曲100g，何首乌500g，黄酒2500ml。
制 法	将生地黄、何首乌煮取浓汁，加入建曲、黄酒如常法酿酒，密封器皿中，春夏两季5天，秋冬两季7天启之，中有绿汁，此真精矣，宜先饮之，乃滤汁收贮备用。
功 效	滋阴补肺。
主 治	阴虚骨蒸，烦热口渴，阴津耗伤，须发早白，热性出血症，肝肾精血亏损的遗精，带下，腰膝酸痛，肌肤粗糙，体力虚弱，生殖能力低下。
用法用量	口服。每天3次，每次饮10～20ml。
来 源	引自《百病中医药酒疗法》。

（二）黄精酒Ⅴ

配 方	黄精100g，白酒500ml。
制 法	将黄精洗净、切片，装入药袋中，扎紧药袋口，放入装有白酒的瓶中，浸泡15天左右即可。
功 效	滋肾润肺，补脾益气。
主 治	脾胃虚弱之纳呆、体倦乏力，肺阴虚之肺燥咳嗽、干咳无痰或少痰、肺痨，肾虚阴亏之腰膝酸软、头晕等。
用法用量	每天2次，每次饮服10～20ml。
注意事项	脾虚有湿、咳嗽痰多及中寒便溏者均忌服。
来 源	民间验方。

（三）绿豆山药酒

配 方	绿豆、山药各60g，玄参、沙参、白芍、川黄柏、牛膝、栀子、天冬、麦冬、天花粉各45g，当归36g，甘草9g，蜂蜜45ml，黄酒1000ml。

制　　法	将上述诸药共研成粗末，装入药袋中，与黄酒一同放入洁净容器中，密封，浸泡。30天后即可过滤去渣取液，加入蜂蜜调味。
功　　效	养阴生津，清热解毒。
主　　治	肺津不足，燥热而咳，干咳少痰，口干易烦等。
用法用量	可随时随量饮之，不可过量。
来　　源	引自《寿世青编》。

（四）生地酒

配　　方	生地黄100g，白酒500ml。
制　　法	将生地黄洗净，切成小块，放入酒瓶中，加入白酒，密封浸泡15天即可。
功　　效	清热凉血。养阴生津。
主　　治	温热病热入营血之身热口干，津液大伤所致之夜热早凉、虚热无汗、舌红脉数等；还可用于慢性病阴虚发热，及血热妄行、吐血、尿血、便血等。
用法用量	每天2次。每次饮服10～20ml。
注意事项	生地黄性寒、质腻，脾虚、大便溏薄者及胸闷纳呆者忌食。
来　　源	民间验方。

（五）佛手醴

| 配　　方 | 佛手100g，白酒500ml，蜂蜜50g。 |
| 制　　法 | 将佛手粗碎，装入锅内加水200ml煎煮，直至佛手煮烂，再把蜂蜜与白酒一同加入，煮沸离火，候凉，装入洁净的瓶中，密封储存，30天后即可饮用。 |

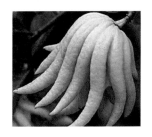

功　　效	消痰利膈，理气解郁。
主　　治	咳嗽日久。
用法用量	口服。每天早、晚各1次，每次10～15ml。
来　　源	民间验方。

（六）阿胶酒

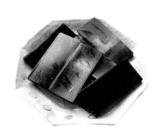

配　　方	阿胶100g，52°黄酒500ml。
制　　法	将阿胶与黄酒放砂锅内，用文火上煮至200ml，待凉，备用。
功　　效	滋阴润肺，补血养血，止咳止血。
主　　治	血虚萎黄，眩晕，心悸等；或肺虚火盛、温燥伤肺、热病伤阴等所致的咽干痰少或痰中带血。
用法用量	每天2次，每次饮服10～20ml。
来　　源	引自《圣济总录》。

（七）红花酊

配　　方	冰片、川红花、樟脑各10g，白酒500ml。
制　　法	将上述诸药与白酒一同放入洁净容器中，密封，浸泡。7天后备用。
功　　效	活血，除湿，止痒。
主　　治	神经性皮炎、皮肤瘙痒症、慢性皮炎、湿疹、结节性痒疹、酒渣鼻等。
用法用量	外用。每次取此药酒涂搽患处，每天3次或4次。
注意事项	治疗期间禁止饮酒、嗜烟，生活起居要有规律。皮损流水者忌用。
来　　源	引自《浙江中医杂志》。

（八）葱肠酒

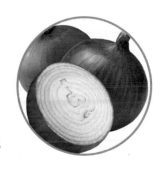

配　　方	猪小肠1节，葱头50g，黄酒300ml。
制　　法	将猪小肠洗净、切细，与葱头炒香后，加入黄酒和淘米水（米泔）300ml，煮熟取汁备用。
功　　效	补虚润燥，化痰祛痰。
主　　治	百日咳、咳久不愈、痰稀面白、遗尿、气喘等。
用法用量	口服。每天1剂，分数次服。

来　　源 引自《民间百病良方》。

（九）青果百合酒

配　　方 西青果、百合各45g，米酒1000ml。

制　　法 将上述诸药加工成粗末，装入药袋中，与白酒一同放入洁净容器中，密封，浸泡。经常摇动，15天后去药袋，过滤，即可服用。

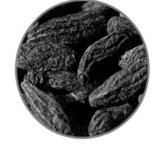

功　　效 清虚热，利咽喉。

主　　治 咽喉肿痛、口渴烦热。

用法用量 每天服3次，每次服30～50ml。

来　　源 民间验方。

（十）参百滋阴酒

配　　方 西洋参、麦冬各9g，川贝母15g，百部30g，黄酒2000ml。阴虚火旺者加玄参15g。

制　　法 将上述诸药加水500ml，煮沸至半，再入黄酒煮沸，即离火，置于洁净容器中，密封，浸泡3天后，过滤去渣即成。

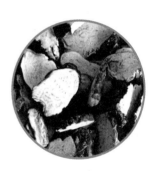

功　　效 滋阴润肺，益气生津，止咳杀虫。

主　　治 肺结核久咳、痰中带血。

用法用量 口服。每天服2次，每次服15～30ml，勿多饮。

来　　源 民间验方。

（十一）杏仁桑白皮酒

配　　方 桑白皮、杏仁各100g，白酒500ml。

制　　法 将上述诸药粗碎，与白酒一同放入洁净容器中，密封，浸泡。置于阴凉干燥处，每天摇匀1次或2次，7天后即可过滤去渣取液饮用。

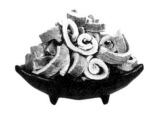

功　　效	泻肺平喘。
主　　治	肺热咳嗽痰多等症。
用法用量	每天3次，每次15～20ml。
注意事项	肺寒咳嗽者忌服。
来　　源	引自《圣济总录》。

（十二）人参枸杞酒Ⅱ

配　　方	人参10g，枸杞子20g，白酒500ml。
制　　法	将人参切片，枸杞子洗净，与白酒一同放入洁净容器中，浸泡15天即可。
功　　效	大补元气，养肝明目。
主　　治	一切气虚之症，如肺气虚之呼吸短促，脾气虚之食欲不振，肾气虚之小便频数、失禁，心气虚之心悸、失眠，中气不足之脱肛、胃下垂等。
用法用量	每天2次，每次饮服20ml。
注意事项	人参不宜与萝卜、茶同食。
来　　源	引自《本草纲目》。

注意事项

（1）秋季要早睡早起，保持内心宁静，情绪乐观，舒畅胸怀；注意添加衣物，防止因受凉而伤及肺部。

（2）秋季要注意顺应自然界收藏的规律，节制房事，蓄养阴精。

（3）膳食应以滋阴润肺为基本原则，适合多吃酸性食物，如苹果、橘子、猕猴桃、白萝卜、白梨等，以收敛肺气；少食辛辣食物，如葱、姜等，能避免发散泻肺。银耳、豆腐、百合、蜂蜜、糯米、粳米、豆芽等有润肺功效，宜常吃。除此之外，秋季主养肺，宜适当喝些鸡汤、骨汤等。

（4）秋季为运动锻炼的大好时机，可以按照个人情况选择不同的运动项目进行锻炼，例如爬山、打太极拳、游泳等，长期坚持可以提高心肺功能。

（5）中医认为，秋蟹肉性寒，脾胃虚寒者尤其应注意，避免多食后导致腹痛、腹泻，且吃蟹时和吃蟹后1小时内不宜喝茶。

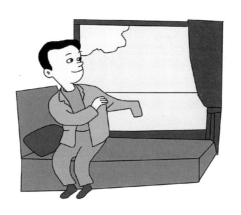

第四节　冬季养生药酒

冬季，为我国农历10月、11月、12月，包括立冬、小雪、大雪、冬至、小寒、大寒6个节气。冬季，天寒地冷，万物凋零，一派萧条零落的景象。

冬季气候寒冷，寒气凝滞收引，易引起人体气机、血液运行不畅，而使许多旧病复发或加重。尤其是那些严重威胁生命的疾病，如脑卒中、脑出血、心肌梗死等，不但发病率明显增加，而且病死率亦急剧上升。因此冬季养生应注意防寒。

中医认为，冬属水，在人体内和肾是相应的。肾主封藏，冬季人体的阳气就蛰伏其内。冬季对肾、对肾中阳气的保养十分重要。在寒冬季节，阴寒偏盛于外，易伤肾阳；除此之外，机体的阳气在休养生息的过程中应当进行及时补充，因此冬季宜适当服用滋补肾阳的食物，如羊肉等。

现代医学认为，冬季进补可增强人体的免疫功能，调节体内的新陈代谢，使营养物质转化的能量最大限度地贮存于体内，有利于体内阳气的升发，为明年的身体健康打基础。

（一）助阳补阳酒

配　　方	红参20g，鹿茸6g，白酒1000ml。
制　　法	将上述诸药蒸软后，切片，与白酒一同放入洁净容器中，密封，浸泡。15天后即可过滤去渣取液饮用。
功　　效	补气壮阳。
主　　治	老年人冬季阳虚、肢体不温。
用法用量	每天服2次，每次15ml。
注意事项	本药酒夏天不宜饮用。易上火者慎服或禁服。
来　　源	民间验方。

（二）四精酒

配　　方	枸杞子50g，白术40g，天冬50g，黄精40g，白酒2500ml。
制　　法	将枸杞子、白术（捣碎）、天冬、黄精（切薄片）与白酒一同放入洁净容器中，30天后去药渣（药渣可再用白酒1500ml浸泡）备用。
功　　效	补肝肾，益精血，健脾祛风。
主　　治	年老体衰，发白齿落，腰膝痿软，或痹痛等。
用法用量	每天2次，每次饮服10～20ml。
来　　源	民间验方。

（三）芫青酒

配　　方	芫青、巴豆、斑蝥（去翅足）各30枚，附子、踯躅、细辛、乌头、干姜、桂心、蜀椒、天雄、黄芩各30g，低度白酒1000ml。
制　　法	将上述诸药捣碎，与白酒一同放入洁净容器中，密封，浸泡。10天后，过滤去渣，即成。
功　　效	温肾散寒，搜风通络，通便泻火。
主　　治	百病风邪狂走、小腹肿、癥瘕、霍乱、中恶、飞尸遁注、暴症伤寒、中风湿冷、头痛身重诸病、寒热风虚及头风等症。
用法用量	口服。每次服5～15ml，以知为度，每天服2次。若服后口苦烦闷，可饮水1000ml解之。

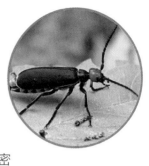

| 注意事项 | 本酒不易过量服用。 |
| 来　源 | 引自《千金翼方》。 |

（四）参茸补虚酒

配　方	鹿茸片3g，红参须15g，海马10g，菟丝子30g，枸杞子50g，白酒1000ml。
制　法	将上述诸药与白酒一同放入洁净容器中，密封，置于阴凉处，隔5天摇动1次，2个月后取酒饮用。
功　效	补肾生精，强筋壮骨。
主　治	中老年人体质亏虚，妇女宫寒不孕或更年期腰膝酸楚、少腹冷痛，均有显著改善作用。
用法用量	每天2次，每次饮用10~20ml。
来　源	引自《全国中成药产品集》。

（五）海马酒

配　方	海马1对，白酒500ml。
制　法	将海马洗净，与白酒一同放入洁净容器中，浸泡15天即可。
功　效	温肾壮阳，活血祛瘀，散结消肿。
主　治	肾阳不足之阳痿、遗精、遗尿及跌打损伤、瘀血痞块等，还可用于各种肿毒、肿瘤等。
用法用量	每天2次，每次饮用10-20ml。
注意事项	海马性温热，故有火热证者忌饮。孕妇忌饮，以免破血妄行而致流产。
来　源	引自《中国益寿食谱》。

（六）鹿茸酒

| 配　方 | 鹿茸20g，白酒500ml。 |
| 制　法 | 将鹿茸装入药袋内，扎紧药袋口，与白酒一同放入洁净容器中，密封。浸泡7天即可。 |

功 效 补肾壮阳。

主 治 肾阳不足诸症。

用法用量 口服。每天2次，每次20ml。

注意事项 素体阳盛者、阴虚阳亢者忌饮。

来 源 引自《中国古代养生长寿秘法》。

（七）桂萸温阳酒

配 方 桂心30g，吴茱萸3g，白酒500ml。

制 法 将上述诸药置入锅内，加入白酒同煮，煎至250ml。

功 效 温阳散寒。

主 治 寒凝血瘀引起的心绞痛、胃气痛等。

用法用量 口服。每天2次，每次15～30ml，温服。

来 源 民间验方。

（八）补肾填精酒

配 方 菟丝子90g，茯苓、莲子各50g，熟地黄45g，白酒500ml。

制 法 将上述诸药粗碎，与白酒一同放入洁净容器中，密封，浸泡。每天振摇1次或2次，30天后过滤去渣留液。

功 效 补肾壮阳，养阴固精。

主 治 肾阳虚损、遗精早泄、神疲乏力、腰酸耳鸣、肢软乏力。

用法用量 晨起口服。每天1次，每次5～10ml。

来 源 民间验方。

（九）橘核药酒

配 方 橘核、荔枝核、葫芦巴、青皮、川楝子（盐炒）各9g，小茴香、牡蛎粉各15g，肉桂末6g，高粱酒500ml。

制 法 将上述诸药共研细末，与高粱酒一同放入洁净容器中，密封，浸泡。3～4个月后过滤去渣，即成。

功 效 补肾温阳，理气止痛。

主　　治	肝肾阴寒、疝气偏坠、阴囊肿大、起消无常、痛引脐腹、因劳累或受冷即发等症。

用法用量　口服。每次服5～30ml（或随量服之），每天服2次。小儿禁用。

来　　源　引自《中医验方汇选》。

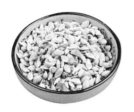 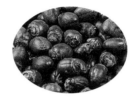 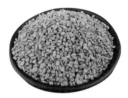

（十）九藤祛风湿酒

配　　方　青藤、钩藤、红藤、丁公藤、菟丝藤、桑络藤、天仙藤（又名青木香）各125g，忍冬藤、五味子藤各63g，白酒2000ml。

制　　法　将上述诸药洗净，切碎，装入药袋中，与白酒一同放入洁净容器中，密封，春季、秋季浸泡7天，冬季浸泡10天，夏季浸泡5天，即可饮用。

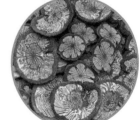

功　　效　祛风湿，通经络。

主　　治　风寒湿邪、痹阻络脉而致老年人痛风、中风瘫痪、筋脉拘急、疼痛不止等症。

用法用量　每天服3次，每次15～30ml，病在上者饭后饮，病在下者饭前空腹饮。

来　　源　引自《医学正传》。

（十一）干姜散寒酒

配　　方　干姜30g，白酒500ml。

制　　法　将干姜切碎，与白酒一同放入洁净容器中，用文火煎煮剩300ml，离火候冷，过滤去渣取液饮用。

功　　效　温中散寒，回阳通脉。

主　治	心腹冷痛、吐泻，肢冷脉微、寒饮喘咳、风寒湿痹、阳虚呕吐等症。
用法用量	每天2次，每次20ml。
注意事项	干姜性热，故血热及阴虚内热诸症者忌服。孕妇忌服。
来　源	引自《药酒汇编》。

（十二）冬虫夏草红枣酒

配　方	冬虫夏草10g，红枣100g，米酒500ml。
制　法	将上述诸药分别洗净，晾干，浸泡于米酒中，加盖密封1月左右即可饮用。
功　效	补肺益肾，益精髓，止血化痰。
主　治	肺肾气短，喘咳，腰膝软弱等。常饮用可提高人体免疫力，增强机体抗病能力，减少感冒等病的发生。
用法用量	每天2次，每次饮用10~20ml。
来　源	引自《益寿文摘》。

（十三）人参蛤蚧酒

配　方	人参9g，蛤蚧1对，低度白酒1L。
制　法	将上述诸药焙干捣碎，装入药袋内，置于洁净容器中，加入白酒，密封。浸泡7天后即可取用，备用之1/3量后，再加入白酒至足数即可。
功　效	补肾益肺，定喘纳气。
主　治	久咳肺肾两虚、咳嗽气短、动则喘甚、言语无力、声音低微。
用法用量	口服。每次空腹约服20~30ml，每天早、晚各服1次。
来　源	引自《卫生宝鉴》。

注意事项

（1）冬季应注意保暖：若穿的衣服不足以御寒，机体就会调动体内闭藏的阳气向外发散以御寒，这就影响了阳气的休养生息，甚至会损伤机体的阳气。同时，冬季还是流感、支气管哮喘、慢性支气管炎以及心脑血管疾病等高发的季节，这与气候转冷有关。因此在冬天要把保暖放在第一位。

（2）中医认为，冬属水，在人体与肾相对，肾主封藏，冬季人体的阳气就蛰伏其内，冬季对肾、对肾中阳气的保养极其重要。冬季宜适当服用温补助阳的食物，如羊肉、狗肉等，既有助于御寒，又能够补益机体的阳气，补肾益精，但忌食用大量大热之品。在冬季应以平和而滋润的饮食为主，比如多喝粥类，适当放一些红枣、枸杞子、龙眼肉、银耳、百合，酌加少量生姜，可以补而不腻，润而不燥，为冬季进补之佳品。

（3）"冬吃萝卜夏吃姜"，萝卜是性凉的，可以消除体内由于阳气相对过多以及食用较多温性食物产生的燥热，另外，萝卜还有消食作用。

（4）冬季不可过量饮用白酒，不可多喝寒凉饮料。红酒作为最天然的健康饮品，具有美容养颜之功，可以作为冬季养生佳品。

（5）红茶味甘，性温，善蓄阳气、生热暖腹，可以增强人体对寒冷的抵抗能力，同时还具有祛油腻、开胃口、提神之功，非常适合冬季饮用。

（6）冬季应早睡晚起，保证充足的睡眠时间，以利阳气潜藏，阴精积蓄。

（7）冬季应该注意节制房事，调养生息，使精气内藏。

（8）冬季寒冷，容易使人情绪低落。改变情绪低落的最好方法就是运动，因此可以根据自身健康状况选择一些如慢跑、跳舞、滑冰、打球等强度不等的体育活动，消除冬季烦闷的心情。还可以出去爬爬山、散散步，也可调整心情，同时又达到了运动健身的效果。

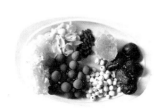 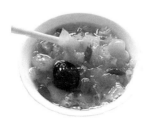 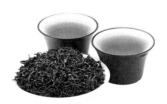

第四章

不同人群养生
保健药酒

老年人养生保健药酒

因为生理规律的影响，老年人的脏腑与组织功能都基本处在一个衰退的过程，这时身体状况通常为气血损耗过多、阳元不足、阴精不旺、体质及免疫力不同程度下降等。体虚易病是此阶段人群的主要特点，同时肢体还伴有腰膝酸软疼痛、筋骨关节活动不利、神疲力乏、心神不宁、思维迟钝、食量减少、记忆力减退、耳鸣头晕、失眠眼花、须发早白、夜尿频多或其他肾阳虚弱等生命机能降低的各种症状。老年人养生保健药酒通常以补虚扶正、滋补阴阳、延年益寿为主，也含有一定的辅助治疗功能，可综合调养脾胃、改善身体机能、延缓脏器衰退，进而增强身体抵抗疾病的能力。

（一）首乌胡麻酒

配 方 何首乌96g，当归、胡麻仁各80g，生地黄72g，白酒2000g。

制 法 将上述诸药制成粗末或捣烂，装入药袋中，扎紧药袋口，浸于白酒中，密封，文火煮40分钟，离火，静置6天，开封后取出药袋，澄清即可。

功 效 补阴血，黑须发，延年寿。

主 治 年老者体质偏弱及精血虚损而致的身体消瘦、毛发枯燥、发早白易脱、腰腿酸软无力、头晕目眩、耳鸣、精少、遗精、带下等。长期坚持服用，可延年益寿。

用法用量 口服。每天温服2~3次，每次10~20ml。

注意事项 腹胀、便溏及感冒患者忌用。另外可加入冰糖适量，以矫偏苦之酒味。

来 源 民间验方。

（二）养阴延年酒

配 方 松叶75g，黄精、白术各50g，枸杞根60g，糯米1500g，酒曲150g。

制　　法	将上述诸药切成薄片，放入砂锅中，加水4500g，用文火煮至1500g，离火备用；糯米淘洗干净，蒸熟，候凉，拌入酒曲末与药煎液（连渣一起），充分搅拌，置于较温暖之处，密封发酵5~7天，开封后榨去酒糟、药渣，滤取酒液装瓶即可。
功　　效	乌发养阴延年。
主　　治	老年人体质虚弱、记忆力下降、健忘、失眠、发早白等。
用法用量	口服。每天温服2~3次，每次20~30ml。
注意事项	服本酒期间忌食桃、李与雀肉。
来　　源	引自《名医别录》。

（三）长生酒 Ⅱ

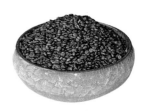

配　　方	生羊肾半具，龙眼肉、沙苑子、淫羊藿、仙茅、薏苡仁各60g，白酒5000g。
制　　法	将淫羊藿去除皮毛，用羊油微炒；将仙茅用糯米汁浸泡数小时。两者与剩余各药一同浸于酒中，密封5~8天（期间每天摇动1~2次），开封后取澄清酒液饮用。
功　　效	温肾阳，祛风湿。
主　　治	肾阳不足而引起的阳痿、滑精、腰腿酸软及全身疲倦无力等。
用法用量	口服。每天温服2~3次，每次15~20ml。
注意事项	阴虚内热或阳亢者忌用。
来　　源	引自《验方新编》。

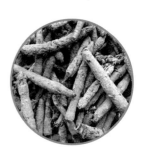

（四）山楂龙眼化瘀酒

配　　方	山楂、龙眼肉各500g，大枣、红糖各60g，米酒2000g。
制　　法	将山楂切成薄片；龙眼肉与大枣捣烂。将各药浸于酒中，加入红糖，充分搅拌，密封11~15天，开封取澄清酒液饮用。
功　　效	活血行气，化瘀止痛，安神。
主　　治	年老者因体质虚弱而致的腰背疼痛、过度劳累而引起的全身酸软无力、肌肉筋骨酸麻、行走困难、头晕目眩等。

用法用量	温服。每晚睡前1次，每次40～55ml。
来　　源	凡身体实热、便秘者忌服。
来　　源	引自《药用果品》。

（五）熟杞补肝肾酒

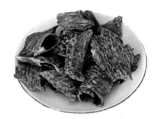

配　　方	熟地黄120g，枸杞子120g，沉香10g，白酒2000g。
制　　法	将上述诸药浸泡于酒中，密封15～18天（期间每天摇动2～3次），开封后取澄清酒液饮用。
功　　效	滋补肝肾。
主　　治	中老年人肝肾精血虚损而致的视力下降、头晕眼花目胀、须发易脱易白、记忆力减弱、健忘、心悸以及女性经量少、久不怀孕等。
用法用量	口服。每天温服2～3次，每次15ml。
来　　源	民间验方。

（六）山药养阴酒

配　　方	山药170g，蜂蜜30g，甘草20g，黄酒1000g。
制　　法	将山药刮去外皮，甘草备用；将黄酒倒入砂锅中，文火加热慢煮至沸，加入山药、甘草继续加热20分钟，离火，滤去药渣，加入蜂蜜，静置即可。
功　　效	补肺脾肾，养阴益气。
主　　治	主要适用于老年者饮食消化力减弱、气虚气喘、咳嗽、糖尿病、腹泻、尿多、腰腿酸软泛痛等。
用法用量	口服。每天温服1次，每次取山药10～15g，拌食盐、葱花和花椒适量服下，之后饮温酒15～20ml。
来　　源	民间验方。

（七）周公百岁酒

配　　方	黄芪15g，当归、生地黄、熟地黄各10g，党参、黄精、白术、茯苓、陈皮、山茱萸、枸杞子、川芎、防风、龟板胶（即龟甲胶）各

8g，五味子、羌活各6g，肉桂5g，白酒2500g。

制　　法　将上述诸药制成粗末或捣碎，装入药袋中，扎紧药袋口，浸于酒中，密封，隔水文火煮50分钟，离火，静置4～6天，开封后取出药袋，澄清后饮用。

功　　效　补气血，滋阴阳，健脾肾，养颜乌发。

主　　治　年老而气血减弱，或失血过多、精血不足而肢体疲软无力、面色无华、肌体清瘦、饮食减少、发早白、头晕眼花及感受风湿而致的筋骨酸麻、关节活动不利等。

用法用量　口服。每天温服2～3次，每次20～30ml。

注意事项　若需矫味可在酒方中加入冰糖250g、大枣适量。

来　　源　引自《中国医学大辞典》。

（八）菖蒲白术酒

配　　方　石菖蒲、白术各50g，白酒500ml。

制　　法　将石菖蒲切碎蒸透，白术研成细末，两者共装入药袋中，与白酒一同放入洁净容器中，密封，浸泡。每天摇匀1次，夏秋两季7天，春冬两季14天后即可过滤去渣取液。

功　　效　开窍化湿，理气活血。

主　　治　耳鸣耳聋、早衰健忘、视力减退等症。

用法用量　口服。每天早、晚各1次，每次15～30ml。

注意事项　阴虚火旺者忌服。

来　　源　引自《太平圣惠方》。

（九）菟丝地归酒

配　　方　菟丝子240g，熟地黄、全当归、石斛各200g，杜仲100g，泽泻90g，川芎80g，淫羊藿60g，白酒3000g。

制　　法　将上述诸药去除杂质，制成粗末或捣碎，浸于酒中，密封17～25天（期间每天摇动2～3次），开封后过滤除渣，澄清液饮用。

功　　效　补精益血，滋肝补肾。

主　　治　中老年人肝、肾精血虚损而致的面黄肌瘦、腰腿酸软以及剩余人群精血不足之容颜早衰、精稀精冷、阳痿等。

用法用量　口服。每天温服2～3次，每次15ml。

注意事项　腹满腹泻者不宜用。此酒以味淡气薄效果更佳，边饮边加入新酒，以平淡其味，使药力更缓和。

来　源　引自《惠直堂经验方》。

（十）两黄聚宝酒

配　方　生地黄60g，熟地黄、制首乌、五加皮各30g，白茯苓、菊花、麦冬、石菖蒲、枸杞子、白术、黄精、当归、杜仲各15g，苍术13g，肉苁蓉、牛膝、沙苑子各10g，莲子肉、槐角子、天冬、苍耳子、人参、天麻、防风各8g，沉香5g，白酒3000g。

制　法　将上述诸药制成粗末，浸于白酒中，密封17～23天（期间每天摇晃1～2次），开封后取澄清酒液饮用。

功　效　益精养血，健脾和胃，祛风强筋。

主　治　中老年者脾胃、肝肾虚弱引起的身体消瘦易倦、神疲力乏、腰酸腿软、四肢筋骨酸痛、关节屈伸不利、饮食无欲、面色无华、须发早白、头晕目眩、耳鸣、遗精精少、早泄等。

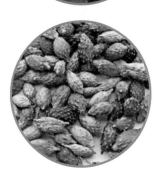

用法用量　口服。每天温服2～3次，每次10～20ml。

注意事项　酒液饮完后，药渣取出晒干，研为细粉末，和蜂蜜一起炼制为药丸，每天2次，每次15g，兑温开水或温酒送服。

来　源　引自《济世良方》。

（十一）补阳益血酒

配　方　党参、熟地黄、枸杞子各50g，沙苑子、淫羊藿、公丁香各40g，远志、荔枝肉各25g，沉香15g，白酒2500g。

制　法　将上述诸药制为末，装入药袋中，扎紧药袋口，浸于白酒中，密封6～8天，文火煮沸60分钟，离火，浸于冷水中数小时，置于通风阴凉处，静置25天，开封后取出药袋，澄清后饮用。

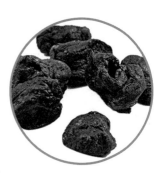

| **功　　效** | 补肾阳，益肝血，健脾胃，延年寿。 |

| **主　　治** | 老年人阳虚及精血不足而导致的面色萎黄、身体消瘦、饮食无欲、干呕、便溏及气短气虚等。 |

| **用法用量** | 口服。每天温服2～3次，每次15～20ml。 |

| **注意事项** | 阴虚火旺者忌用。服用本酒时忌服郁金。 |

| **来　　源** | 引自《景岳全书》。 |

（十二）硫黄药酒

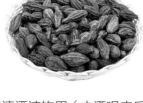

| **配　　方** | 诃子60g，制硫黄、花椒各48g，白酒800g。 |

| **制　　法** | 将上述诸药装入药袋中，扎紧药袋口，浸于白酒中，密封8～10天，开封后滤取澄清酒液饮用（本酒喝完后继续加入新酒，其中硫黄不换，诃子两个月换1次，花椒90天更换1次）。 |

| **功　　效** | 温肾阳，通血脉。 |

| **主　　治** | 中老年人腰软酸痛、肢体不温畏寒、精神困倦、夜尿多、发易白、阳痿滑精、耳鸣眼花等。 |

| **用法用量** | 口服。每天晨起与睡前各饮用1次，每次15～20ml。 |

| **来　　源** | 引自《普济方》。 |

（十三）熟地胡麻酒

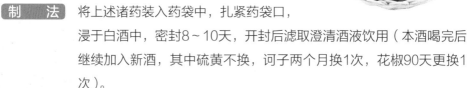

| **配　　方** | 熟地黄330g，胡麻仁135g，薏苡仁40g，白酒2000g。 |

| **制　　法** | 将胡麻仁蒸熟，捣烂；熟地黄与薏苡仁研为粗末。装入药袋中，扎紧药袋口，浸于白酒中，密封8～10天（期间每天摇晃1次）；开封后取出药袋，澄清即可。 |

| **功　　效** | 滋肝补肾，益气养血，强筋壮骨。 |

| **主　　治** | 年老而致的精血虚弱及肝肾虚损而引起的腰酸腿软、筋骨麻木、关节活动不利等。 |

用法用量	口服。每天温服2~3次，每次15~25ml。
来　　源	民间验方。

（十四）茯苓补虚酒

配　　方	茯苓96g，黄酒或米酒800g。
制　　法	将茯苓浸于酒中，密封8~10天，开封后滤取澄清酒液饮用。
功　　效	补虚强筋，益寿。
主　　治	年老者脾气虚弱、身体泛重、筋骨酸麻、身体肥胖、痰湿等。
用法用量	口服。每天睡前温服1次，每次15~20ml。
来　　源	民间验方。

（十五）黄精杞冬酒

配　　方	枸杞子、侧柏叶各125g，黄精、苍术各100g，天冬75g，糯米酒2500g。
制　　法	将上述诸药放入锅中，加水2500g，用文火煎2小时，离火，除渣取汁，浸于酒中，密封，文火煮20分钟，离火，静置即可。
功　　效	养精健脾，乌须黑发，补气除烦。
主　　治	更年期综合征、年老而消化力减弱、心烦意躁、头发早白等。
用法用量	口服。每天温服2次，每次15~20ml。
来　　源	民间验方。

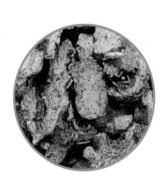

（十六）红参狗肾酒

配　　方	红参1支（10g左右），海狗肾1具，高粱酒1000g。
制　　法	将海狗肾洗净，切成细小碎块；红参洗净，晾干，研为粗末。一同放装入药袋中，扎紧口，浸于酒中，密封10~15天，开封后取出药袋，澄清后饮用。
功　　效	补气养神。
主　　治	中老年人体虚而元气不足及肾阳虚而神疲力短、嗜睡等。
用法用量	口服。每天温服1~2次，每次10~15ml。

| 来　　源 | 引自《民间百病良方》。 |

（十七）期颐药酒

配　　方	红枣30g，仙茅、黑豆各15g，肉苁蓉、菟丝子、淫羊藿各12g，当归、陈皮、石斛、牛膝、枸杞子各8g，黄酒1000g，白酒2300g。
制　　法	将上述诸药装入药袋中，扎紧药袋口，浸于白酒中，倒入黄酒，搅拌，密封，隔水文火煮50分钟，离火，埋于土中5～7天，取出，去药袋，澄清后饮用。
功　　效	补肾助阳，益精养血。
主　　治	年老而肾阳虚弱、精血虚损而腰腿酸软无力、身体清瘦、视力减退、眼花耳鸣、尿频及体质偏于阳虚者。
用法用量	口服。每天温服2～3次，每次15～20ml。
来　　源	引自《药酒汇编》。

（十八）熟地归杞酒

配　　方	鸡血藤、当归、枸杞子各225g，熟地黄175g，白术150g，川芎115g，白酒2500g。
制　　法	将上述诸药制成粗末，装入药袋中，扎紧药袋口，浸于酒中，密封20～25天（期间每天摇动2次），开封后取出药袋，澄清后饮用。
功　　效	滋肝补肾养血。
主　　治	年老而阴血虚弱、性欲淡漠、身体易倦无力、腰腿酸软等。
用法用量	口服。每天温服2～3次，每次15～20ml。
来　　源	民间验方。

（十九）洋参龙眼酒

| 配　　方 | 西洋参75g，龙眼肉150g，白砂糖300g，白酒1500g。 |
| 制　　法 | 将西洋参与龙眼肉捣碎，浸于酒中，加入白砂糖，充分搅拌，密封13～17天（期间每天摇动1次，开封后滤取澄清酒液饮用）。 |

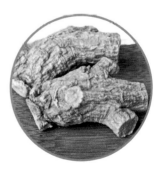

功　　效 补气养阴。

主　　治 年老而身体易疲易倦无力、气短、气虚、失眠多梦、易出虚汗、性欲低下、心慌等。

用法用量 口服。每天晚睡前温服1次，每次15～20ml。

来　　源 民间验方。

（二十）填精酒

配　　方 白芍、当归、熟地黄、党参、白术、川芎、茯苓、黄芪各100g，甘草、肉桂各50g，白酒2500g。

制　　法 将上述诸药制成粗末或捣烂，浸于酒中，密封9～13天（期间每天摇动1～2次），开封后过滤除渣，滤取酒液装瓶即可。

功　　效 益气血，补肾精。

主　　治 年老者血虚、阴精不足而引起的身体易倦无力、头晕耳鸣、腰腿酸软及阳痿等。

用法用量 口服。每天温服2～3次，每次15～20ml。

来　　源 民间验方。

（二十一）却老药酒

配　　方 白茯苓40g，炒白术、枸杞子、菊花、麦冬（除去内心）、熟地黄各35g，远志、何首乌各30g，人参、石菖蒲各17g，肉桂15g，白酒2000g。

制　　法 将上述诸药制成粗末或捣为颗粒，装入药袋中，扎紧药袋口，浸于酒中，密封8～13天（期间经常地摇动酒瓶），开封后取出药袋，澄清后饮用。

功　　效 补气养血，益精安神，乌发延年。

主　　治 中老年者精血虚损及身体气血虚弱引起的面色无华、肌体瘦弱、皮肤粗糙、头晕眼花、心神不宁、失眠、记忆力降低、视力减弱、耳鸣等。久服可延缓衰老。

用法用量 口服。每天温服2～3次，每次10～15ml。

来　　源 引自《百病中医药酒疗法》。

（二十二）鸡子龙眼酒

配　方　雄鸡睾丸12具，龙眼肉300g，白酒1500g。

制　法　将雄鸡睾丸洗净，装入干净容器中，放入锅内蒸熟，离火候冷，切成薄片或碎块，与龙眼肉一起浸于酒中，密封2～3个月（期间每天摇晃1次），开封后滤取澄清酒液饮用。

功　效　温肾阳，安心神。

主　治　中老年人肾阳虚弱而身体泛冷不温、畏寒、腰腿酸软无力、饮食减少、失眠等。

用法用量　口服。每天温服2～3次，每次15ml。

注意事项　凡感冒与发热者忌用。

来　源　民间验方。

（二十三）仙人掌酒

配　方　鲜仙人掌150g，35°白酒750g。

制　法　将仙人掌去除外刺，洗净，切成细短条或薄片，浸于白酒中，密封5～7天（期间每天摇晃1次），开封后滤取澄清酒液饮用。

功　效　疏风散寒，固表祛邪。

主　治　年老体弱者服用可预防感冒，也可有效预防支气管炎。

用法用量　口服。每天温服2～3次，每次30～40ml。

来　源　民间验方。

（二十四）聪耳磁石酒

配　方　川木通、石菖蒲各250g，磁石15g，白酒1700ml。

制　法　将上述诸药细锉，与白酒一同放入洁净容器中，密封，浸泡。每天摇匀1次或2次，7天后即可过滤去渣取液。

功　效　平肝潜阳，化湿开窍。

主　治　肝肾亏虚型耳聋、耳鸣。

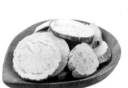

用法用量　饭后口服。每天2次，每次20～30ml。

来　源　引自《圣济总录》。

（二十五）巴戟菊花熟地酒

配　方	巴戟天40g，菊花、熟地黄各25g，炒川椒、枸杞子各15g，制附片10g，白酒1300g。
制　法	将上述诸药洗净，制成粗末，装入药袋中，扎紧药袋口，浸于白酒内，置于阴凉干燥处，密封8～10天（期间每天摇动酒器1次），开封后取出药袋，滤取澄清酒液饮服。
功　效	补肾壮阳，强筋壮骨，益肝明目。
主　治	中老年人肾阳亏虚、精血不足引起的阳痿不举、腰腿酸冷、小便频多甚至失禁、头晕、眼花及眩晕目暗等。
用法用量	口服。每天早晚各1次、每次5ml。
注意事项	阴虚火旺者忌服。
来　源	引自《药酒汇编》。

注意事项

（1）老年人健脚即健身，早晚应坚持搓揉脚心，以促进血液循环；保持脚部清洁干燥，袜子勤洗勤换，坚持每天用温水洗脚，有条件的话最好同时按摩和刺激双脚穴位。

（2）老午人应在医生指导下科学进补，一般阳气偏虚者，可以选羊肉、鸡肉、狗肉等；气血双亏者，可选用鹅肉、鸭肉、乌鸡等；饮食不宜生冷又不宜燥热者，可以选用枸杞子、红枣、核桃肉、黑芝麻、木耳等。

（3）老年人应调节好饮食：粗细混杂，荤素搭配，兼收并蓄，多吃维生素和矿物质丰富的红枣、牛奶、豆浆、蛋黄、桑椹、芥菜、芝麻、核桃仁、百合等，少吃些动物脂肪和含糖类食物。

（4）适可而止的睡眠对老年人健康有益，久睡则身体软弱，要顺应四时，春夏季晚卧早起，秋季应早卧早起，冬季早卧晚起。

（5）老年人应善于控制情绪，不要发怒，想发火时不妨深呼吸，或在心中默念10个数，有助于理性回归大脑。

（6）老年人应利用一切机会积极地让自己动起来，如早晚跑跑步，或者做做家务也是一种锻炼。

（7）优美的音乐使人轻松愉快，精神焕发，老年人可以多听一些轻音乐，以增进身心健康。

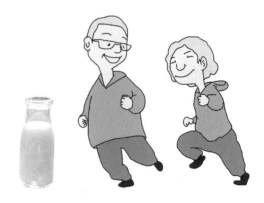

更年期女性保健药酒

更年期是指女性自生育旺盛的性成熟期，逐渐过渡至老年期的一段时期，是女性一生中最重要的时期之一，女性绝经前后，卵巢功能逐渐衰萎，排卵减少，受孕率降低，这时，主要激素的分泌量降到原来生育年龄期的1/10，然后月经量逐渐减少乃至完全停经。

女性在绝经前后出现的以自主神经功能紊乱、情感障碍为主要表现的一系列生理和心理症状，被统称为更年期综合征。更年期综合征的临床表现，最典型的为潮热、出汗，其他如月经不规则，皮肤失去弹性、无光泽、松弛、长斑点，头发干枯和掉发、心悸、胸闷、胸痛，食欲反复不定引起肥胖或消瘦，消化不良、胀气或直肠痉挛导致便秘，子宫和骨盆肌肉韧带松弛导致尿失禁、子宫脱垂，尿道与阴道上皮细胞萎缩、分泌减少引起尿频、尿道炎、阴部瘙痒、性交不适，乳房缩小、松弛、下垂，骨质疏松引起的骨折，抑郁或兴奋，注意力不集中，头痛眩晕，怕冷又怕热，性欲减退，易疲倦，失眠，耳鸣等，也是更年期综合征的临床表现。而长期的抑郁情绪可造成罹患退缩性抑郁症，有时会伴有神经性高血压而产生头昏眼花等症状。

女性更年期保健药酒以补气养血为主，调理女性体内各脏腑功能，保健的同时，可不同程度的缓解更年期综合征给女性患者带来的不适感。

（一）黄精益血酒

配　　方	黄精、苍术各40g，枸杞子、柏叶各50g，天冬30g，糯米酒1000ml。
制　　法	用1000ml水煮诸药，煎煮2小时后过滤去渣，将药液和在酒中，上锅煮约30分钟，再用纱布过滤，装瓶备用。
功　　效	养血益脾，养心气，减烦躁。
主　　治	消化不良、心急烦躁、更年期综合征等。
用法用量	每天早、晚各1次，每次10～15ml。
来　　源	民间验方。

（二）三仙酒

配　　方	龙眼肉250g，桂花60g，白砂糖120g，白酒2.5L。
制　　法	将上述诸药粗碎，与白砂糖、白酒一同放入洁净容器中，密封，浸泡。每天振摇1次或2次，30天后即可过滤去渣留液。
功　　效	健脾养心，益气养血。
主　　治	黄褐斑、思虑过度、面色少华、精神萎靡、头痛健忘、记忆力减退；更年期失眠多梦、心悸怔忡。
用法用量	口服。每天2次，每次20ml。
注意事项	牙龈肿痛、口渴尿黄及目赤咽痛者忌服，阴虚者少服。
来　　源	引自《仙拈集》。

（三）益坤宁酊

配　　方	当归90g，延胡索30g，熟地黄、白芍、川芎、益母草、香附各60g，桂皮、三棱、橙皮各15g，45%乙醇适量。
制　　法	先将上述诸药粉碎成粗粉，用45%乙醇作溶剂，浸渍48小时后，渗漉、收集初漉液，继续渗漉至渗漉液接近无色，浓缩至稠膏状，再加入适量初漉液混匀，加入适量防腐剂、柠檬香精及蔗糖搅匀，慢慢加

入初漉液，随加入随搅拌，加水混匀、滤过，即得。

功　　效　补气养血，调经止痛。

主　　治　妇女血虚气滞、月经不调，经前、经后腹痛腰痛，妇女更年期综合征等。

用法用量　口服。每次5ml，每天3次。

来　　源　引自《金匮要略》。

（四）更年乐药酒

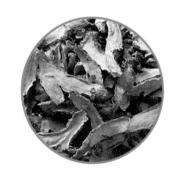

配　　方　淫羊藿、制首乌、熟地黄、首乌藤、川续断、桑椹、核桃仁、补骨脂、当归、白芍、人参、菟丝子、牛膝、车前子、黄柏、知母各10g，生牡蛎20g，鹿茸5g，白酒1500ml。

制　　法　将上述诸药共研末，装入药袋中，与白酒一同放入洁净容器中，密封，浸泡。每天摇匀1次或2次，14天后即可过滤去渣取液，装瓶备用。

功　　效　补益肝肾，宁心安神。

主　　治　更年期肝肾亏虚，阴阳失调所致的耳鸣健忘，腰膝酸软，自汗盗汗，失眠多梦，五心烦热，情绪不稳定等。

用法用量　口服。每天早、晚各1次，每次10～15ml。

来　　源　引自《妇产科学》。

（五）脑伤宁酒

配　　方　鹿茸、人参、酸枣仁、柏子仁、黄芪、茯苓、远志各15g，当归、白芍、川芎、桃仁、红花、牛膝各30g，陈皮、半夏、竹茹、枳实各10g，知母、菊花、薄荷、柴胡各9g，石膏50g，冰片5g，甘草6g，白酒1500ml，白糖200g。

制　　法　将上述诸药共为粗末，装入药袋中，与白酒、白糖一同放入洁净容器中，密封，浸泡。15天后，过滤去渣取液，分装，每瓶250ml。

功　　效　醒脑安神。

| 主 治 | 更年期综合征，头晕头痛、目眩耳鸣、心烦健忘、失眠多梦、心悸不宁、舌质紫暗，苔薄白或白腻，脉沉细或沉涩等。 |

主 治 更年期综合征，头晕头痛、目眩耳鸣、心烦健忘、失眠多梦、心悸不宁、舌质紫暗，苔薄白或白腻，脉沉细或沉涩等。

用法用量 口服。每次服20～25ml，每天服3次。

注意事项 阴虚火旺者慎用。

来 源 引自《中国基本中成药》。

（六）二仙酒

配 方 淫羊藿、仙茅、当归各30g，知母、黄柏各20g，白酒1500ml。

制 法 将上述诸药粗碎，装入药袋中，与白酒一同放入洁净容器中，密封，浸泡。14天后即可过滤去渣取液，装瓶备用。

功 效 温肾阳，调冲任。

主 治 更年期综合征、月经不调、头晕耳鸣、肢体乏力等。

用法用量 口服。每天2次，每次15～20ml。

来 源 民间验方。

（七）归脾养心酒

配 方 酸枣仁、龙眼肉各30g，党参、黄芪、白术、当归、茯苓各20g，木香、远志各10g，炙甘草6g，白酒1500ml。

制 法 将上述诸药粗碎，与白酒一同放入洁净容器中，密封，浸泡。每天振摇1次或2次，14天后过滤去渣留液。

功 效 健脾养心，益气养血。

主 治 更年期综合征、思虑过度、劳伤心脾、心悸怔忡、健忘失眠、精神抑郁、倦怠乏力等。

用法用量 每天2次，每次20ml。

来 源 引自《验方大全》。

（八）健脑补肾酒

配 方 刺五加、黄精、党参、黄芪、枸杞子、桑椹、熟地黄、淫羊藿、山药、山楂、陈皮各10g，雄蚕蛾10只，蜂蜜100g，白酒1000ml。

制 法 将上述诸药切碎，装入药袋中，与白酒一同置入干净容器中，密封，浸泡。14天后启封，取出药袋，压榨取液，将榨取液与药酒混合，静置，加入蜂蜜，搅拌均匀，过滤后装瓶备用。

功　　效	益气健脾，补肾健脑。
主　　治	脾肾精气虚衰、神疲乏力、头晕目眩、失眠健忘、食欲缺乏、耳鸣失聪、腰膝酸软、阳痿早泄、心悸气短、舌淡脉弱。老年虚证尤宜。
用法用量	每次服10~20ml，每天服2次。
注意事项	阴虚火旺及湿热内盛者忌服。
来　　源	引自《临床验方集》。

注意事项

（1）了解有关更年期的知识，保持心情舒畅，生活要有规律，多呼吸新鲜空气，积极参加文娱活动。

（2）多吃蔬菜和粗粮，例如豆芽、萝卜、芋头、海藻、叶类菜、土豆、黄瓜、青椒等，有助于消化液分泌，增加胃肠蠕动，促进胆固醇的排泄；洋葱、大蒜有良好降脂助食作用；木耳、香菇能补气强身，益气助食；多吃富含硫胺素和烟酸的食物，如杂粮、糙米及豆类食品，对降低血压有利。

（3）更年期妇女体内雌激素水平降低，骨组织合成代谢下降，因此容易发生骨质疏松，增加骨折的发生率。因此，更年期妇女要经常食用含钙高的食品，钙供给量每天不少于1000mg。

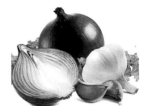

（4）更年期女性要控制饮食，特别是要控制高脂肪和糖类的摄入。

（5）每天从食物中摄入30~50mg的异黄酮（如蜂蜜、豆腐和豆奶）；吃富含硼的食物，如苹果、甜豆荚和葡萄，可以防止雌激素水平降低。

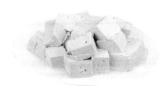

青壮年男性保健药酒

第三节

中青年时期为生命阶段中的黄金时期，还是生理和心理的稳固阶段。这时机体的气血、脏腑与自身免疫功能等都处在顶峰。男性在家庭或社会中都是重要支柱，而日趋紧张的生活节奏和工作压力，对身体极易造成各种潜在的危害，有时也许已打破健康状态处在亚健康而不自知，故日常的保健调养不可缺少。肾是男性的根本，药酒调补应以补肾为中心（针对肾阴虚以滋阴为主；针对肾阳虚以壮阳为主），同时兼调理其他各脏器功能，预防同治疗相结合，使肌体活力更持久，生命质量更高。

（一）读书丸浸酒

配　　方	远志、菟丝子、熟地黄、五味子各18g，石菖蒲、川芎各12g，地骨皮24g，白酒600ml。
制　　法	将上述诸药捣碎，装入洁净容器中，加入白酒，密封，浸泡7天后，过滤去渣，贮瓶备用，勿泄气。
功　　效	滋肾养心，健脑益智。
主　　治	青年健忘、心悸、失眠、头痛耳鸣、腰膝酸软等症。
用法用量	口服。每次服10ml，每天早、晚各服1次。
注意事项	如瘀血内蓄，痰迷心窍，心脾两虚所致的健忘等症不可服此药酒。
来　　源	引自《浙江中医杂志》。

（二）鸡肝巴戟酒

配　　方	巴戟天25g，肉苁蓉、雄鸡肝38g，白酒1500g。
制　　法	将雄鸡肝洗净去杂质，切细块；剩余两药制成粗末。一同浸于酒中，密封17~24天（期间每天摇动2次），开封后过滤除渣，取酒液装瓶即可。
功　　效	滋肝补肾温阳。
主　　治	肾阳虚损导致的精神低落、萎靡不振、腰腿酸软泛痛、肢体易倦力

乏、少言懒动、头晕眼花等。

用法用量 口服。每天温服2~3次，每次15~20ml。

来　　源 民间验方。

（三）双皮药酒

配　　方 石榴皮、桑白皮各96g，米酒1500g。

制　　法 将上述诸药放入锅内，加入米酒，文火煮至900g，离火，过滤除渣，滤取酒液装瓶即可。

功　　效 清热通经凉血。

主　　治 身体过度劳累加上体质偏虚而出现尿精等症。

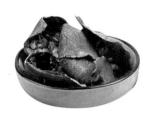

用法用量 口服。每天温服3次，每次100ml。

来　　源 民间验方。

（四）茸杞酒

配　　方 红参15g，枸杞子80g，鹿茸3g，海马4g，高粱酒2000g。

制　　法 将上述诸药制成粗末或捣碎，浸于酒中，密封30~35天（期间每天摇动1~2次），开封后过滤除渣，滤取酒液装瓶即可。

功　　效 补肾阳，益精血，强筋骨。

主　　治 肾阳虚损而腰酸腿软、身体易倦、神情低落、精神不振、阳痿、早泄、尿多、头晕耳鸣等。

用法用量 温服。每晚睡前1次，每次15~20ml。

来　　源 引自《民间百病良方》。

（五）山芝麻药酒

配　　方 新鲜山芝麻50g，白酒900g。

制　　法 将山芝麻洗净去杂质，放入锅内，加入白酒与400g水，盖好盖，文火煮沸40~60分钟，离火，过滤除渣，滤取酒液装瓶即可。

功　　效 清热消肿解毒。

主　　治 睾丸炎。

用法用量 口服。每天温服2~3次，每次50ml。

| 来　　源 | 民间验方。

（六）白花如意酣春酒

| 配　　方 | 玫瑰花、蔷薇花、桃花、梅花、韭菜花、沉香各15g，核桃肉120g，米酒、烧酒各1250g。

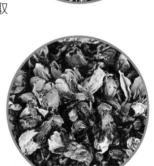

| 制　　法 | 将核桃肉与沉香捣碎，与剩余各药一起放入纱布袋中，扎紧药袋口，浸于烧酒中，倒入米酒，搅拌均匀，密封20～25天（期间每天摇动1次），开封后取出药袋，澄清后饮用。

| 功　　效 | 强元阳，敛肝气。

| 主　　治 | 肾阳虚亏兼肝郁之阳痿、尿频、不育、胁痛、叹息等。

| 用法用量 | 口服。每天温服2～3次，每次20～25ml。长期服用效果更佳。

| 来　　源 | 引自《摄生秘剖》。

（七）雀卵药酒

| 配　　方 | 雀卵30颗，白酒750g。

| 制　　法 | 将白酒倒入锅内，用文火煮沸，将雀卵打入锅内，煮沸15分钟，离火，静置即可。

| 功　　效 | 温补肾阳，填精养阴。

| 主　　治 | 肾阳虚弱、精血不足所致的腰腿酸软、肢体易疲无力、精稀精冷、阳痿等。

| 用法用量 | 口服。每天温服2～3次，每次10～20ml。

| 来　　源 | 民间验方。

（八）鲜药酒

| 配　　方 | 鲜枸杞根皮、鲜地黄、鲜麦冬、鲜防风各50g，鲜巴戟天、鲜牛膝各5g，白酒3500g。

| 制　　法 | 将上述诸药去杂质，浸于酒中，密封一段时间，开封后滤取澄清酒液饮用（春夏两季为5~7天；秋冬两季为10~14天）。 |

功　　效　补肾益肝。

主　　治　身体虚弱、劳累之性功能减退、阳痿不坚、五劳七伤等诸多不适症状。

用法用量　口服。每天温服2~3次，每次15~20ml。

注意事项　服用本酒时忌食过冷食物；不可同食猪肉、鱼肉、大蒜等品。

来　　源　引自《备急千金要方》。

（九）猪肾板栗酒

配　　方　板栗135g，猪肾1具，白酒1500g。

制　　法　将猪肾洗净，用川椒、盐水洗去腥味，冲洗干净，切成小块或薄片；将板栗去外皮，捣碎，与猪肾一起浸于酒中，密封8~10天（期间每天摇晃1次），开封后过滤除渣，滤取澄清酒液饮用。

功　　效　壮肾阳，益脾胃。

主　　治　肢体平素易倦无力、腰腿酸软、神情低落、饮食无味、食量减少、阳痿、遗精等。

用法用量　口服。每天温服2~3次，每次15~20ml。

来　　源　民间验方。

（十）肉桂鸡肝酒

配　　方　肉桂60g，雄鸡肝120g，白酒1500g。

制　　法　将鸡肝洗净去杂质，切成细小碎块；肉桂研为粗末，一同浸于白酒中，密封10~15天，开封后过滤除渣，提取酒液装瓶即可。

功　　效　益肾温阳。

主　　治　遗尿、遗精等。

用法用量　口服。每天晚睡前1次，每次15~30ml。

来　　源　引自《药酒汇编》。

（十一）鹌鹑药酒

配　　方　补骨脂、菟丝子各10g，小鹌鹑1只，白酒1000g。

制　　法　将鹌鹑宰杀后去除外皮及内脏，洗净，切成小块；剩余两药制成粗末。同装入药袋中，扎紧口，浸于酒中，密封15～18天（期间每天摇晃2～3次），开封后取出药袋，澄清后饮用。

功　　效	补肾阳，强筋骨。
主　　治	肾阳虚损而腰腿酸软易疲、下肢行走不利、神情低落、气短乏力等。
用法用量	口服。每晚睡前1次，每次15～25ml。亦可随量，但以勿醉为度。
来　　源	民间验方。

（十二）淫羊藿药酒

配　　方	淫羊藿120g，白酒1000g。
制　　法	将淫羊藿装入药袋中，扎紧袋口，浸于酒中，密封5～6天（期间隔天摇晃1次），开封后取出药袋，澄清后饮用。
功　　效	温肾助阳培元。
主　　治	阴阳两虚而引起的性功能减弱、性欲淡漠、肢体易倦无力、遗精滑精、阳痿、不育等。
用法用量	口服。每晚睡前1次，每次15～20ml。
来　　源	民间验方。

（十三）灵脾鹿茸酒

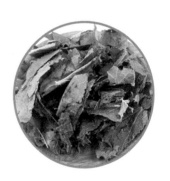

配　　方	仙灵脾（即淫羊藿）120g，鹿茸3g，食盐适量，烧酒1000g。
制　　法	将上述诸药放入锅内，倒入烧酒与食盐，充分搅拌后，盖好盖子，文火煮沸5分钟，离火，装瓶静置即可。
功　　效	补肾兴阳。
主　　治	肾阳虚弱而导致的早泄、阳痿、遗精、滑精等。
用法用量	口服。每天温服3次，每次15～30ml。
来　　源	民间验方。

（十四）刺猬皮浸酒

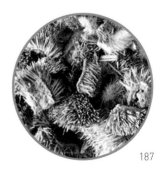

| 配　　方 | 刺猬皮60g，白砂糖45g，白酒750g。 |
| 制　　法 | 将刺猬皮用碱水洗净，烘干，制成细 |

粉末，浸于酒中，加入白砂糖，搅拌均匀，密封6～8天（期间每天摇动1次），开封后过滤除渣，滤取澄清酒液饮用。

功　　效　补肾壮阳，固本。

主　　治　肾阳虚损之阳痿、早泄、滑精、遗精等。

用法用量　口服。每天温服2～3次，每次30～45ml。

来　　源　民间验方。

（十五）公鸡殖酒

配　　方　鸡睾丸160g，路路通、淫羊藿、夜交藤、仙茅、龙眼肉各80g，米酒2000g。

制　　法　将鸡睾丸洗净，切成小碎块，与剩余各药一起浸于酒中，密封25～30天（期间经常地摇晃酒瓶），开封后滤取澄清酒液饮用。

功　　效　补肾壮阳，固精。

主　　治　肾阳不足而引起的阳痿、早泄、精液稀少及不育等。

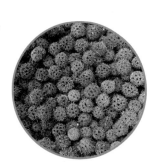

用法用量　口服。每天温服3次，早晨与中午，每次15～20ml；睡前，每次30～40ml。一般需坚持服用2个月。

注意事项　在第一疗程用药期间，忌行房事，忌食萝卜、白菜等寒性食物。

来　　源　引自《新中医》。

（十六）三鞭人参酒

配　　方　人参20g，鹿鞭、黄狗鞭、海狗鞭各40g，鹿茸12g，白酒2000g。

制　　法　将上述诸药去杂质，制成粗末或捣碎，浸于酒中，密封20－25天（期间每天摇动2次），开封后滤取澄清酒液饮用。

功　　效　补肾益气助阳。

主　　治　肾阳虚损而致的腰腿酸软无力、肢体畏冷怕寒、阳痿、遗精等。

用法用量　口服。每天温服2～3次，每次15～25ml。

注意事项　本酒性温偏燥，阴虚火旺及性欲强盛者忌服。

来　　源　民间验方。

（十七）肾脾双补药酒

配　方	黑豆80g，白术、青皮、生地黄、厚朴、补骨脂、陈皮、川椒、白茯苓、小茴香、杜仲、肉苁蓉各40g，食盐30g，白酒2000g。
制　法	将白术用土微炒，去杂质；厚朴、杜仲分别用姜汁微炒；补骨脂和黑豆文火微炒；陈皮去掉茎白。一同制成粗末，剩余各药材去杂质。所有药材及食盐装入药袋中，扎紧药袋口，浸于酒中，密封（春夏两季8～10天；秋冬两季10～14天），开封后取出药袋，澄清后饮用。
功　效	填精补髓，健脾和胃。
主　治	脾胃两虚之身体消瘦、易倦无力、饮食无欲及阳痿等。
用法用量	口服。每天温服2～3次，每次20～30ml。
注意事项	服用本酒时忌食牛肉、马肉；孕妇忌用。
来　源	民间验方。

（十八）狗肾苁蓉酒

配　方	蛤蚧尾2对，肉苁蓉80g，海狗肾4具，枸杞子、狗脊、菟丝子、山茱萸、人参各40g，当归30g，白酒2000g。
制　法	将上述诸药去杂质，制成粗末，浸于白酒中，密封8～12天（期间隔天摇动1次），开封后滤取澄清酒液饮用。
功　效	滋补肾阳。
主　治	肾阳虚损而导致的精液稀少、肢冷不温、阳痿、早泄及不育等。
用法用量	口服。每天温服2～3次，每次5～10ml。
来　源	引自《南郑医案选》。

（十九）对虾药酒

配　方	鲜大对虾2对，60°白酒500g。
制　法	将大对虾洗净，浸于白酒中，密封8～13天（期间隔天摇动1次），开封后滤取澄清酒液饮用。
功　效	滋补肾阳。
主　治	性功能减弱、性欲低下、阳痿等。

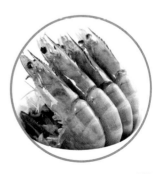

| 用法用量 | 口服。每天温服2次，每次15～20ml。酒饮完后宜将对虾煮熟食用。 |
| 来　源 | 引自《大众四季饮膳》。 |

（二十）养精种玉酒

配　方	白芍、山茱萸、核桃仁各45g，全当归、熟地黄、远志、紫河车各40g，枸杞子、菟丝子各25g，五味子、香附、炒麦芽各15g，丹参10g，酸石榴子、炙甘草、炒枣仁各8g，白蜜225g，米酒750g，高粱酒1500g。
制　法	将白芍用酒炒香，当归用酒洗净，与剩余各药一同制为细粉末，浸于高粱酒中，倒入米酒与白蜜，搅拌均匀，密封12～15天（期间每天摇动1次），开封后滤取澄清酒液饮用。
功　效	养阴血，补肝肾。
主　治	血虚之心悸、眩晕、面色苍白及肝肾虚引起的腰腿酸软、易倦无力等。
用法用量	口服。每天温服2～3次，每次15～30ml。
来　源	民间验方。

（二十一）温阳固精酒

配　方	核桃仁90g，补骨脂、杜仲各45g，小茴香15g，白酒1500g。
制　法	将上述诸药去杂质，制成粗末或捣碎，装入药袋中，扎紧药袋口，浸于白酒中，密封12～15天（期间每天摇动1次），开封后取出药袋，澄清即可。
功　效	补肾温阳固精。
主　治	肾阳虚弱而引起的腰腿酸软、肢体不温、畏寒怕冷、尿多、阳痿、滑精等。
用法用量	口服。每天温服2～3次，每次15～30ml。
注意事项	阴虚火旺者忌用。
来　源	引自《药酒汇编》。

（二十二）补肾益精酒

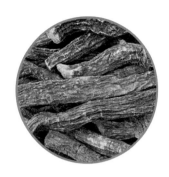

配　方　淫羊藿150g，锁阳、巴戟天、黄芪、熟地黄各75g，肉苁蓉60g，枸杞子、桑椹、菟丝子各40g，甘草30g，枣皮、制附子、肉桂、当归各25g，韭菜子、车前子各20g，白酒3000g。

制　法　将上述诸药制成粗末，装入药袋中，扎紧药袋口，浸于酒中，密封9～18天（期间每天摇动1次），开封后取出药袋，澄清即可。

功　效　补肾精，滋阴阳，抗衰老。

主　治　肾阳虚弱而引起的身体疲倦无力、腰酸腿软、耳鸣目眩、阳痿、精液稀少、不育等症。健康男性坚持服用，可强身壮体，益寿延年。

用法用量　口服。每天温服2～3次，每次30～50ml。

来　源　引自《益寿方选》。

（二十三）板栗药酒

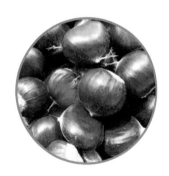

配　方　鲜板栗190g，白酒800g。

制　法　将板栗去外皮，洗净，捣碎，浸于白酒中，密封8～10天（期间每天摇晃1次），开封后过滤除渣，滤取澄清酒液饮用。

功　效　滋肾壮阳，健脾养胃。

主　治　肾阳虚损而引起的身体易倦无力、饮食无欲、精神欠佳、神情低落、阳痿、滑精等。

用法用量　口服。每天温服2～3次，每次10～15ml。

来　源　民间验方。

（二十四）菟丝子酒

配　方　菟丝子、蛇床子、五味子、肉苁蓉、远志、续断、杜仲各25g，白酒1000g。

| 制　　法 | 将上述诸药制成粗末或捣碎，装入药袋中，扎紧药袋口，浸于白酒中，密封7～10天（期间每天摇晃1次），开封后取出药袋，澄清后饮用。 |

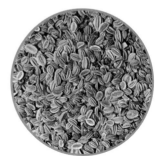

功　　效	壮肾阳，补脾虚。
主　　治	肾阳虚而致的性欲减退、性功能低下等。
用法用量	口服。每天温服2～3次，每次15～20ml。
注意事项	性欲旺盛者忌用。
来　　源	民间验方。

（二十五）山药狗肾酒

配　　方	山药45g，海狗肾2具，生晒参25g，白酒1500g。
制　　法	将上述诸药去杂质，制成粗末或捣碎，浸于白酒中，密封8～10天（期间每天摇动1次），开封后过滤除渣，滤取酒液装瓶即可。
功　　效	补肾阳，益气强身。
主　　治	肾虚而引起的腰腿酸软、肢体畏寒怕冷、精液稀少、阳痿遗精、不育等。
用法用量	口服。每天温服2～3次，每次15～20ml。
来　　源	引自《补药和补品》。

（二十六）淫羊香虫戟天酒

配　　方	九香虫40g，淫羊藿、巴戟天各330g，白酒2000g。
制　　法	将淫羊藿、巴戟天制成粗末，与九香虫一同浸于白酒中，密封8～10天（期间每天摇晃1次），开封后滤取澄清酒液饮用。
功　　效	祛风兴阳。
主　　治	性欲淡漠、阳痿、早泄及神经衰弱等。
用法用量	口服。每天温服2次，每次15～20ml。
来　　源	民间验方。

（二十七）熟地枸杞药酒

| 配　　方 | 熟地黄120g，当归40g，枸杞子80g，白酒2000g。 |

| 制　　法 | 将上述诸药制成粗末，装入药袋中，扎紧药袋口，浸于白酒中，密封15～18天（期间每天摇晃2～3次），开封后取出药袋，澄清后饮用。 |

| 功　　效 | 补肝养肾，滋阴益血。 |

| 主　　治 | 肝肾精血虚损而引起的腰腿酸软无力、肢体易倦、头晕眼花及不育等。 |

| 用法用量 | 口服。每天温服2～3次，每次10～20ml。 |

| 来　　源 | 民间验方。 |

（二十八）参茸海马酒

| 配　　方 | 人参、熟地黄各38g，鹿茸、海马各25g，肉苁蓉50g，白酒2500g。 |

| 制　　法 | 将人参、鹿茸、熟地黄切薄片；将海马、肉苁蓉制成粗末，一同浸于白酒中，密封30天（期间每天摇动1次），开封后滤取澄清酒液饮用。 |

| 功　　效 | 补气血，益肾阳。 |

| 主　　治 | 气虚与肾阳虚而引起的肢体疲软无力、腰腿酸痛、性功能减弱、气短、耳鸣及不育等。 |

| 用法用量 | 口服。每天温服2～3次，每次10～15ml。 |

| 来　　源 | 民间验方。 |

注意事项

（1）平时生活中应增强保健意识，加强健康维护。

（2）改变不良生活习惯，少喝酒，绝对不能酗酒；戒烟；不要肝火太旺，遇到棘手的事情要冷静一下再处理。

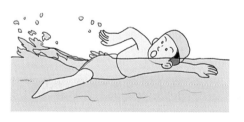

（3）平时应多运动，如慢跑、爬山、游泳、骑车等，可以改善人体代谢模式，提高心血管的能力，缓解压力。

（4）要睡好，最好是每天夜里十点前入睡。人的睡眠充足就可以解除疲劳，产生活力，还能够增强身体免疫力。当睡眠不足时，机体抵抗力和免疫力低下，容易导致多种疾病的发生，会增加患癌症和心脑血管疾病的概率。

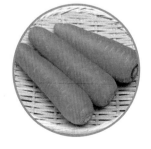

（5）饮食方面，注意补肾益精，使身体处于旺盛的状态；注意对维生素的摄入。一般的蔬果中都含有大量的维生素C，尤其像胡萝卜、绿色蔬菜、草莓、梨、香蕉、苹果中除了含维生素C，还含有丰富的纤维素；维生素A有助于提高免疫力、保护视力，还有防癌功效。

第四节 亚健康人群保健药酒

亚健康指的是处于健康和疾病中间的状态，而当前社会中，我们身边的很多人都正处在亚健康状态。亚健康人群的表现有：指甲有竖纹、脸色不好有色斑、体重突然下降、易口干、易疲惫、经常手脚冰冷等。亚健康是大多数慢性非传染性疾病的发病前状态，大多数恶性肿瘤、心脑血管疾病和糖尿病等均是人们长期处于亚健康状态而引起的。亚健康状态明显影响人们的工作效率和生活、学习质量，甚至危及特殊作业人员的生命安全，如高空作业人员和竞技体育人员等。《圣济总录》卷四认为："药酒长于宜通气血，扶助阳气，既可用于祛疾，又可以用其防病"。因此，亚健康人群可以根据自身情况，选择药酒来改善机体的亚健康状态。

一、减压抗疲劳药酒

（一）金佛养血酒

配　　方　佛手200g，白术、黄精、丹参各100g，白酒适量。

制　　法　将上述诸药粉碎成粗粉，用白酒作溶剂，浸渍48小时后，加入适量蔗糖，用适量白酒溶解后加入渗漉液中，搅匀，滤过，即得。

功　　效　理气解郁，宽胸活血，养血健胃。

主　　治　睡眠不佳，脘闷胁胀，食欲减退等症。

用法用量 口服。每天1次或2次，每次20～40ml。

来　　源 民间验方。

（二）双参黄精酒

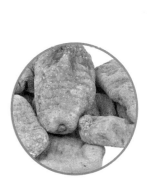

配　　方 黄精30g，手掌参、党参各15g，白酒500ml。

制　　法 将上述诸药切碎，与白酒一同放入洁净容器中，密封，浸泡。30天后即可过滤去渣取液服用。

功　　效 益气，壮阳，安神。

主　　治 身体虚弱、神经衰弱、阳痿、久泻等症。

用法用量 口服。每天服2次，每次服10～20ml。

来　　源 引自《陕甘宁青中草药选》。

（三）松竹提神酒

配　　方 松叶150g，竹叶75g，蜂蜜90g，白酒1500ml。

制　　法 将上述诸药洗净切碎，晾干，和白酒、蜂蜜一同放入洁净容器中，搅匀，密封，浸泡。30天后过滤去渣取液即成。

功　　效 提神醒脑，消除疲劳。

主　　治 神疲乏力等症。

用法用量 口服。每天2次，每次服20ml。

来　　源 引自《药酒汇编》。

（四）人参天麻酒Ⅱ

配　　方 天麻30g，人参15g，杜仲20g，三七10g，白酒1000ml。

制　　法 将上述诸药研末，与白酒一同放入洁净容器中，密封，浸泡。每天振摇1次或2次，7天后即可过滤去渣留液。

功　　效 补肾益气，祛风活血。

主　　治 神经衰弱、身体虚弱、神倦乏力、头晕目眩或肢体麻木、筋骨挛痛。

用法用量 口服。每天1次或2次，每次10～15ml。

来　　源　引自《民间百病良方》。

（五）九仙酒

配　　方　枸杞子24g，当归身、白芍、川芎、熟地黄、人参、白术、白茯苓各30g，大枣10枚，生姜60g，炙甘草30g，白酒2500ml。

制　　法　将上述诸药捣碎，与白酒一同放入洁净容器中，密封，浸泡。14天后即可过滤去渣取液。冬季制备时，可以采用热浸法，即密封后，隔水加热30分钟后取出，静置数天后，过滤去渣，即可服用。

功　　效　大补气血，保健强身。

主　　治　凡气血不足引起的诸虚损证，体质素属气怯血弱，而无明显症状者，亦可用之。

用法用量　口服。每天2次或3次，每次服15～30ml，或适量饮之。

来　　源　引自《百病中医药酒疗法》。

（六）还少酒

配　　方　山茱萸50g，杜仲45g，茯苓、肉苁蓉各40g，巴戟天25g，枸杞子30g，白酒1000ml。

制　　法　将上述诸药与白酒一同放入洁净容器中，密封，浸泡。每天摇匀1次或2次，30天后即可过滤去渣取液饮用。

功　　效　温补脾肾，振奋元阳。

主　　治　身体虚弱、健忘怔忡、早泄、阳痿等症。

用法用量　每天早、晚各1次，每次10～15ml。

来　　源　民间验方。

（七）冬虫夏草黑枣酒

配　　方　冬虫夏草、黑枣各30g，白酒500ml。

制　　法　将上述诸药捣（切）碎，与白酒一同放入洁净容器中，密封，浸泡。60天后即可过滤去渣取液。

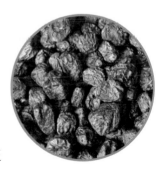

功　　效　补虚益精，强身健体。

主　　治　贫血、身体虚弱、虚喘、吐血、食欲缺乏等症。

用法用量　口服。每天2次，每次服20ml。

来　　源　引自《家庭药酒》。

（八）双参益气酒

配　　方　党参40g，人参10g，白酒500ml。

制　　法　将上述诸药切段，与白酒一同放入洁净容器中，密封，浸泡。每天振摇1次或2次，7天后即可过滤去渣留液。

功　　效　健脾益气。

主　　治　脾胃虚弱、食欲不振、体倦乏力、肺虚气喘、血虚萎黄、津液不足、慢性贫血、白血病、佝偻病、年老体虚等症。

用法用量　空腹口服。每天2次，每次10～15ml。

来　　源　引自《药酒汇编》。

（九）松子菊花酒

配　　方　松子仁600g，甘菊花300g，白酒1000ml。

制　　法　将松子仁研碎，与甘菊花、白酒一同放入洁净容器中，密封，浸泡。7天后，过滤去渣取液，即成。

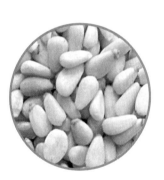

功　　效　益精补脑，清肝明目。

主　　治　虚羸少气、体弱无力等。

用法用量　口服。每天3次，每次空腹服10～20ml。

来　　源　引自《民间百病良方》。

（十）益肾健脾酒

配　　方　甘菊花、麦冬、枸杞子、焦白术、石菖蒲、熟地黄、远志各60g，白茯苓70g，人参30g，肉桂25g，何首乌50g，白酒2000ml。

制　　法　将上述诸药加工成粗末，或切成小薄片，装入药袋中，与白酒一同放入洁净容器中，密封，浸泡。每天振摇1次或2次，14～21天后过滤去渣，取其滤汁，贮瓶备用。

功　　效　益肾健脾，养血驻颜。

主　治	精血不足、身体衰弱、容颜无华、毛发憔悴等。
用法用量	口服。每天服1次或2次，每次空腹温服10～15ml。
来　源	引自《百病中医药酒疗法》。

（十一）合和酒

配　方	甜杏仁、蜂蜜各60g，地黄汁150ml，大枣30g，生姜汁40ml，花生油40ml，白酒1500ml。
制　法	将生姜汁与白酒、花生油共同倒入一容器中，搅拌均匀；再将蜂蜜用铜锅炼制，将捣烂成泥的杏仁、去核的大枣，加入到铜锅中炼制，然后趁热一同加入到装有生姜汁、白酒、花生油的容器中，密封，隔水加热1小时后，将容器取出，待冷后，开封，加入地黄汁150ml。再密封，置于阴凉干燥处。7天后，再开封，过滤去渣，取其滤汁，贮瓶备用。
功　效	补脾益气，调中和胃，养阴生津，强身益寿。
主　治	脾胃不和、气机不舒、食欲不振、肺燥干咳、肠燥便秘等症。
用法用量	口服。每天早、中、晚适量温饮，以不醉为度。
来　源	引自《滋补药酒精粹》。

（十二）黄精延寿酒Ⅱ

配　方	黄精、天冬各30g，枸杞子20g，松叶15g，苍术12g，白酒1000ml。
制　法	将黄精、天冬、苍术切成约0.8cm的小块；将松叶切成半节，与枸杞子一起放入洁净容器中，加入白酒，摇匀，密封，浸泡。10天后，即可过滤去渣取用。
功　效	滋养肺肾，补精填髓，强身益寿。
主　治	体虚食少、乏力、脚软、眩晕、视物昏花、须发早白、风湿痹症、四肢麻木等症。无病少量服用，有强身益寿之功。
用法用量	口服。每天2次或3次，每次服10～20ml。
来　源	引自《中国药膳学》。

（十三）三味杜仲酒

配　　方	杜仲、丹参各60g，川芎30g，50°白酒2000ml。
制　　法	将上述诸药加工成粗末，放入药袋，与白酒一同放入洁净容器中，密封，浸泡。每天振摇1次或2次。放置30天后，过滤去渣，取其滤汁，贮瓶备用。
功　　效	补肝肾，强筋骨，活血通络。
主　　治	筋骨疼痛、足膝萎弱、小便余沥、腰脊酸困等。
用法用量	口服。每天早、晚各服1次，每次空腹温服10～15ml。
来　　源	引自《外台秘要》。

（十四）清宫长寿酒

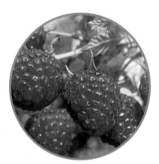

配　　方	熟地黄、柏子仁、巴戟天、泽泻、菟丝子、地骨皮、覆盆子各15g，牛膝、杜仲各20g，天冬、麦冬、山药、山茱萸、茯苓、石菖蒲、远志各10g，人参、五味子、木香各5g，花椒3g，肉苁蓉、枸杞子各30g，白酒2000ml。
制　　法	将上述诸药粗碎，与白酒一同放入洁净容器中，密封，浸泡。每天振摇1～2次，30天后即可过滤去渣留液。
功　　效	补虚损，调阴阳，强筋骨，乌须发。
主　　治	肾阴肾阳俱损、神衰体倦、肢酸腰困、健忘失眠、须发早白等症。
用法用量	睡前口服，每天7次，每次5～15ml。
来　　源	引自《清宫秘方》。

注意事项

（1）用积极的态度面对压力，正确的分析并认识自己的能力；适度转移和释放压力，把注意力转到让你轻松快乐的事上来，比如做一下体育运动，体育运动能够使压力得到发泄，运动完之后会感到很轻松，这样就可以把压力释放出去；如果压力太大，要学会自我调节，加强自身修养。

（2）合理安排节假日。脑力劳动者要尽量去户外活动；体力劳动者要干一些轻松愉快的事；中小学生最好到大自然中去呼吸新鲜空气；老年人应与子孙团圆使精神生活满足。

（3）睡眠要有规律，早睡早起，保证充足的睡眠时间，睡眠不足时应在白天补足。

（4）合理补充必要的营养物质，注意膳食平衡原则，不盲目补充，也不补充过量。

（5）沐浴可以使皮肤保持清洁，改善全身血液循环，加快体内代谢速度，促进疲劳的消除。40℃的温水浴对消除疲劳最理想，入浴时间以20分钟前后为宜。

（6）每天至少饮用2000ml的水分，补充身体所需。常觉口干的人，可以用炒过的决明子、白菊花和枸杞子以1：1：1的方式泡水当茶喝，可以明目提神，或是改成麦芽、大枣、甘草亦可。

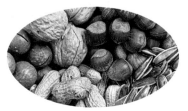

（7）大脑疲劳时，可以吃一些坚果，如花生、瓜子、核桃、松子、榛子等，对健脑、增强记忆力、有很好的效果。

（8）当承受强大心理压力时，需要多摄取富含维生素C的食物，如清炒菜花、菠菜、芝麻、水果等；失眠烦躁健忘时，宜多吃富含钙、磷的食物，如大豆、牛奶、鲜橙、牡蛎、菠菜、栗子、葡萄、鸡、土豆、蛋类等。

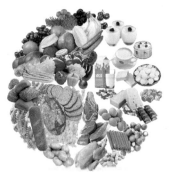

（9）脾气不好时，宜多食用含钙的食物，如牛奶、乳酸、奶酪等乳制品以及小鱼干等，萝卜适于顺气健胃，对气郁上火生痰者有清热消痰的作用，最好生吃，也可做萝卜汤。

（10）预防亚健康需要有一个乐观向上的心态，拥有满满的正能量，生活才会阳光一片。

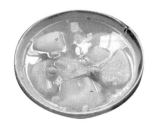

二、增强免疫力药酒

（一）党参酒

配　　方	党参30g，白酒1000ml。
制　　法	将党参拍出裂缝，放入净瓶中，用酒浸泡，封口。每天摇动1次，7天后即可饮用。酒尽后可再添，味薄后取出食用。
功　　效	补中益气，生津养血。
主　　治	免疫力低下。经常感冒、怕冷、腹泻、食欲不振、体弱乏力、语声低微、头晕心慌等属气虚者。
用法用量	每天2次，每次服10～20ml。
注意事项	表证未解，中满邪实者勿用。
来　　源	民间验方。

（二）玉屏风酒

配　　方	黄芪、白术各20g，防风10g，白酒1000ml。
制　　法	将上述诸药加工为粗末，装入药袋内，扎紧袋口，放入瓷坛中，倒入白酒。加盖密封。每天摇动1次，7天后即可饮用。
功　　效	益气补虚，固表止汗。
主　　治	免疫力低下，经常感冒、怕冷、怕风、汗多、体弱乏力等属气虚者。
用法用量	每天1次，每次温服20～30ml。
来　　源	引自《国医论坛》。

（三）黄芪酒

配　　方	黄芪120g，米酒1000ml。
制　　法	将黄芪加工成粗末，装入药袋中，将米酒浸泡于密封容器中，每天摇动1次。7天后即成。
功　　效	补气升阳，益卫固表。
主　　治	免疫力低下。经常感冒、怕冷、怕风、腹泻、食欲不振、体弱乏力、语声低微等属气虚者。

用法用量	每天2次，每次服10~20ml。
来　　源	民间验方。

（四）双参酒Ⅱ

配　　方	西洋参20g，沙参30g，白酒1000ml。
制　　法	将上述诸药加工成粗末，装入药袋中，扎紧袋口；将白酒倒入瓷坛内。装入药袋中，加盖密封，置阴凉干燥处。每天摇动1次。14天后即可饮用。
功　　效	益气养阴，清火生津，润肺。
主　　治	疲倦乏力、口干舌燥、干咳、心悸失眠等属气阴两虚者。
用法用量	每天1次，每次温饮30ml。
来　　源	民间验方。

（五）参术归地酒

配　　方	党参、白术、当归身、熟地黄各30g，白酒1500ml。
制　　法	将上述诸药加工成粗末，装入药袋中，扎紧袋口；将白酒倒入瓷坛内，装入药袋。加盖密封，置阴凉干燥处。每天摇动1次，14天后可饮用。
功　　效	补脾，益气，养血。
主　　治	神疲乏力、食欲不振、头晕眼花等属气血不足者。
用法用量	每天早、晚各1次。每次温饮10~20ml。
来　　源	引自《中国药酒大典》。

注意事项

（1）多喝白开水：白开水有助于促进人体的新陈代谢，是很好的催化剂。水很容易被人体吸收，能够增强身体各器官中的乳酸脱氢酶活力，从而达到增强人体免疫力和抗病能力的作用。

（2）高质量的睡眠可以提高人体免

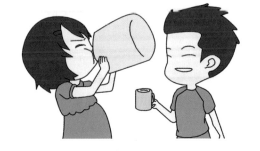

疫力：高质量的睡眠可促进人体多产生一些睡眠因子，睡眠因子可促进白细胞增多，同时加强肝脏的解毒能力，从而消灭侵入人体的细菌和病毒。

（3）学会减压：科学研究表明，慢性压力（和偶尔的工作不顺心带来的压力或孩子大叫带来的压力相反）能够大大降低身体免疫系统抗击疾病的能力。因此，要学会减压、调整情绪。

（4）适量晒太阳不仅有助于钙的吸收，还能提高人体免疫力。早晨8、9点以及午后4点左右晒太阳都是最舒服的。

（5）保持肠道通畅：肠道不好、消化不好的人可以多饮用酸奶。酸奶中的有益菌类能够让人体肠道免受伤害，并且促进体内血液变得更加健康。人体肠道内的双歧杆

菌对人体健康有着重要作用，双歧杆菌是人体的健康标志，是对人体有诸多好处的有益菌群。因此，亚健康人群可以选择益生菌中的双歧杆菌来改善肠道环境，抑制肠道有害菌群的生长，提高机体免疫力，对预防便秘、抗衰老等有重要作用。

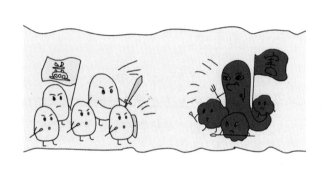

三、增强食欲药酒

（一）香兰酒

配　　方　藿香、佩兰各30g，白酒1000ml。

制　　法　将上述诸药捣成粗末，装入药袋中，扎紧药袋口；将白酒倒入瓷坛内，装入药袋。加盖密封，置阴凉干燥处。每天摇动1次，7天后即可饮用。

功　　效　化湿，解暑。

主　　治　食欲不振、疲倦乏力、恶心欲吐等属湿浊中阻及夏季食欲不振。

用法用量　每天早、晚各1次，每次温饮10～20ml。

来　　源　民间验方。

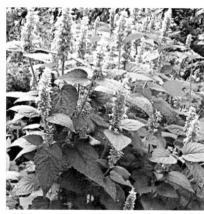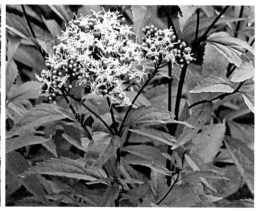

（二）人参灵芝酒

配　　方	灵芝50g，人参25g，冰糖500g，白酒1000ml。
制　　法	将上述诸药切成薄片，放入盛有白酒的瓶或罐中，加入冰糖，加盖密封，浸泡半个月至1个月即成。
功　　效	大补元气，益肺健脾。
主　　治	各种气虚之症，尤适于脾肺气虚之食欲不振、倦怠无力、脘腹胀满、反胃及呼吸短促、喘促、肺痨等。
用法用量	口服。每天2次，每次20ml。
注意事项	人参不宜与萝卜同食。饮此酒的同时不宜喝茶。
来　　源	民间验方。

（三）二术酒

配　　方	苍术、白术各60g，白酒1500ml。
制　　法	将上述诸药加工成粗末，放装入药袋中，扎紧袋口；将白酒倒入瓷坛内，装入药袋中，加盖密封，置于阴凉干燥处。每天摇动1次，14天后即可饮用。
功　　效	益气健脾，除湿。
主　　治	食欲不振、不思饮食、腹胀便溏等属脾虚夹湿者。
用法用量	每天早、晚各1次，每次温饮10~20ml。

来　　源　民间验方。

（四）延年薯蓣酒

配　　方　薯蓣（即山药）、白术、五味子、丹参各240g，防风300g，山茱萸
1000g，人参60g，生姜180g，白酒10000ml。

制　　法　将上述诸药切细。以药袋盛，扎紧药袋口，放入白酒中，密封浸泡
7天即可。

功　　效　补中益气，和胃健脾。

主　　治　脾胃虚弱，症见饮食减少，头晕乏力。

用法用量　口服。每天温服2次，每次50ml。

来　　源　引自《本草纲目》。

注意事项

（1）就餐时应专心，保持愉快情绪，避免考虑复杂、忧心的问题，纠正就餐时争论问题、安排工作的习惯。

（2）优美的环境，充足的光线，适宜的温度，清洁卫生的餐桌、餐具等，能够促进食欲。

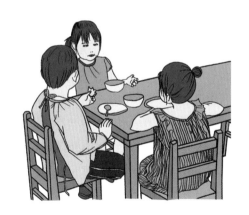

（3）经常更换食谱，改变烹调方法。色彩丰富、香气扑鼻、味道鲜美、造型别致的食物，使人体产生条件反射，分泌出大量消化液，从而引起旺盛的食欲，利于食物消化吸收。

（4）药膳促进食欲。开胃健脾作用较好的配方有：山楂肉丁、黄芪山药羹，每天服用具有益气生血、增加食欲，提高胃肠吸收功能的作用。

（5）多吃维生素含量高的新鲜蔬菜和水果，不但可以增加抵抗力，而且可以增加食欲。

（6）在新鲜空气中进行一些户外活动，可以促进人体新陈代谢，有助于食物的消

化吸收。需要注意的是，避免过分疲劳及兴奋，注意每天保证充足的睡眠。

（7）勿随意吃零食，两餐之间随意吃糖果、糕点等零食会造成消化液分泌紊乱，破坏饮食规律，食欲便逐渐减退。

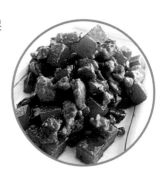

第五节　康复期患者调养药酒

康复期患者调养也称为康复期患者的身体康复保健。这时身体的病情已得到有效控制、缓解甚至治愈，但因为久病或大病使身体的元气、精血、脏腑等不同程度受到伤害，机体阴阳还处在失调状态，正气还比较虚弱；与此同时，还会表现出诸如面色无华、四肢无力、腰腿酸软易倦、饮食无味、精神欠佳、头晕眼花、时有咳嗽等虚弱症状。生命活力和抵抗力低，离真正的健康状态还有一定差距。

康复期患者调养药酒一般为滋补性较强的药材或食物配伍而成，药力和缓，主要针对于康复期患者的调理。久服常饮，可平补阴阳、扶正固本、改善及增强脏腑功能，提高身体自我调整能力，进而使身体尽早得到康复，恢复至最佳状态。

（一）山药绿豆麦冬酒

配　方　山药、绿豆各120g，蜂蜜100g，黄柏、牛膝、玄参、沙参、白芍、栀子、麦冬、天花粉各80g，当归60g，甘草20g，白洒1000g。

制　法　将上述诸药（除蜂蜜外）制成粗末，装入药袋中，扎紧药袋口，浸于白酒中，密封20～25天（每天摇动2次），开封后取出药袋，加入蜂蜜，搅拌，静置数小时即可。

功　效　滋阴清热。

| 主　治 | 主要适宜于病后的身体调理，以恢复机体活力。 |

| 用法用量 | 口服。每天温服2~3次，每次15~20ml。 |

| 来　源 | 引自《寿世青编》。 |

（二）冬虫夏草酒

| 配　方 | 冬虫夏草35g，50°白酒2000g。 |

| 制　法 | 将冬虫夏草洗净，制成粗末或捣碎，装入药袋中，扎紧药袋口，浸于白酒中，密封35天（期间隔天摇动1次），开封后取出药袋，澄清后饮用。 |

| 功　效 | 补肺益肾，增强气力，止咳化痰、平喘。 |

| 主　治 | 病后体弱，阳痿遗精、自汗盗汗、腰酸、失眠、神疲乏力、痰饮喘嗽等症。 |

| 用法用量 | 口服。每天早、中、晚各1次，每次空腹饮服10~20ml。 |

| 来　源 | 引自《中国古代养生长寿秘法》。 |

（三）黑大豆桂杞酒

| 配　方 | 黑大豆、枸杞子各96g，当归24g，龙眼肉48g，白术12g，白酒2000g。 |

| 制　法 | 将黑大豆与白术用文火微炒，与剩余各药共制成粗末，装入药袋中，包好，浸于酒中，密封17~20天（期间每天摇动1次），开封后取出药袋，澄清即可。 |

| 功　效 | 补气行血，滋肾补阴。 |

| 主　治 | 久病后正气虚弱或年老体衰、面黄肌瘦、皮肤无华及失眠多梦等。 |

| 用法用量 | 口服。每天温服2~3次，每次15~20ml。 |

| 来　源 | 民间验方。 |

（四）康复药酒

| 配　方 | 枸杞子、菊花、肉苁蓉、熟地黄、神曲各60g，肉桂35g，白酒2000g。 |

制　法 将神曲文火微炒，与剩余药材一起用药袋装好，扎紧药袋口，浸于白酒中，密封（春夏两季12～15天；秋冬两季为17～20天），期间隔天摇动1次，开封后取出药袋，澄清后饮用。

功　效 滋阴阳，补肝肾，强身体。

主　治 久病体弱、年老身虚、肝肾虚损、阴阳失衡、身体易倦、神疲力乏、腰腿酸软、头晕、发早白等。

用法用量 口服。每天温服2～3次，每次20～30ml。亦可随量随时，但勿醉。

来　源 民间验方。

（五）鸡枣扶衰酒

配　方 肥母鸡1只，生姜15g，大枣160g，白酒2000g。

制　法 将肥母鸡宰杀后去毛及肠杂，洗净，切成小块；将生姜切成薄片；大枣破皮去内核。共浸酒中，密封，放入锅内，隔水先用武火煮沸，再用文火慢炖90分钟，离火，滤取酒液装瓶，埋于土中2天，取出，开封滤取酒液饮用。

功　效 扶衰补虚强身。

主　治 病后身体虚弱、肢体易倦无力、面黄肌瘦及女性赤白带下等。

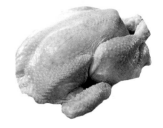

用法用量 口服。每天温服2次，每次20～30ml。饮酒，食枣和鸡肉。

来　源 引自《万病回春》。

（六）羊肉梨酒

配　方 嫩肥羊肉800g，生梨2个，糯米2000g，酒曲40g，白酒600g。

制　法 将生梨去掉内核，切成细片，备用；羊肉洗净，切成薄片，放入锅内，加水适量慢煮至烂；熟羊肉浸于酒中，密封1天，取出，与梨片一起捣碎取汁，装瓶备用；糯米淘净，蒸半熟，离火候凉，拌入酒曲末与羊梨汁，充分搅拌，置于较温暖之处，密封发酵8～10天，开封后榨去酒糟，滤取酒液装瓶即可。

功　效 补脾润肺，滋肾补气。

主　治	久病后体虚气弱、脾胃功能不全、饮食无欲、身倦力乏、腰腿酸软、肺虚咳嗽等。
用法用量	口服。每天温服2～3次，每次20～30ml。
来　源	民间验方。

（七）白参酒

配　方	白人参45g，白酒750g。
制　法	将白参切片，浸于酒中，密封8～10天（期间每天摇动1次），开封后滤取澄清酒液饮用。
功　效	补元气，滋肺脾，安神智。
主　治	久病后身体虚弱、元气不足、神经衰弱、肢体易倦无力、饮食无味、易汗、津液不足而口渴等。
用法用量	口服。每天温服1～2次，每次10～15ml。
注意事项	内热湿盛而致的水肿及尿刺痛者忌用。
来　源	民间验方。

（八）羊肉酒

配　方	杏仁120g，木香12g，嫩肥羊肉900g，糯米3000g，酒曲120g。
制　法	将羊肉洗净，切成细碎片将杏仁与木香捣烂或研碎；将糯米淘洗干净，蒸半熟，离火，候凉，装于一较大容器中；将羊肉与杏仁放入锅内，加入适量白开水，用文火煮烂，离火，连渣倒入上述容器中，加入酒曲末与木香，搅拌均匀，置于较温暖之处，密封发酵10～12天，升封后榨去酒糟，滤取酒液装瓶即可。

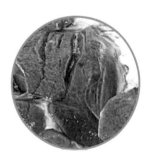
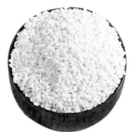

功　效	健胃肾，补元气。
主　治	久病或大病后身体虚弱、脾胃失和、饮食无欲、消化力低、腰腿酸软无力等。
用法用量	口服。每天温服2～3次，每次20～30ml。

| 注意事项 | 本酒药性偏热，凡阴虚内热或湿热者忌用。 |
| 来　源 | 民间验方。 |

（九）双耳药酒

配　　方	黑木耳、白木耳各27g，冰糖54g，米酒2000g。
制　　法	将黑木耳与白木耳温水洗净，稍干，切成细丝，备用；将米酒文火煮沸，加入木耳丝，继续慢煮40分钟，离火，密封6～8天，开封后过滤除渣，滤取酒液装瓶，加入冰糖汁（事先加水适量加热煮溶），搅拌均匀，澄清后饮用。
功　　效	滋阴益气，生津健脾，养脑安心。
主　　治	病后体虚气弱或年老身体虚弱、烦热口干、饮食无味、腰酸腿软及便秘者。
用法用量	口服。每天温服2～3次，每次15～20ml。
来　源	引自《药酒汇编》。

（十）人参酿酒

配　　方	人参750g，糯米800g，酒曲80g。
制　　法	将人参研为细末，备用；将糯米淘洗干净，蒸半熟，离火，候冷，与药末和酒曲末一起拌匀，置于洁净容器内，密封，放于较温暖之处，发酵10～12天，开封后榨去酒糟，滤取酒液装瓶即可。
功　　效	补虚益气。
主　　治	久病后气虚气弱、气短无力、面色无华、懒动无言或少言、饮食无欲、多汗、心慌、失眠多梦、健忘等。
用法用量	口服。每天温服2～3次，每次15～20ml。
来　源	引自《本草纲目》。

（十一）参荔回春酒

配　　方	荔枝肉480g，人参18g，白酒1500g。
制　　法	将人参切成薄片；荔枝肉捣碎。一同装入药袋中，包好，浸于酒中，密封12～15天（期间每天摇晃1次），开封后取出药袋，澄清后饮用。
功　　效	补元气，养阴血，强身安神。
主　　治	久病后体衰、年老体弱、未老先衰、精神萎靡、神经衰弱、失眠、记忆力下降、心悸及性功能减弱等。
用法用量	口服。每天温服2～3次，每次15～20ml。
注意事项	阴虚火旺及阳亢者忌用。
来　　源	引自《民间百病良方》。

（十二）海松子药酒

配　　方	海松子125g，冰糖375g，白酒1250g。
制　　法	将海松子洗净，晒干，研为粗末，装入药袋中，扎紧药袋口，浸于白酒中，加入冰糖，充分搅拌，密封35天（期间每天摇动1～2次），开封后取出药袋，澄清后饮用。
功　　效	健脾润肺，补血。
主　　治	病后体虚血弱、肌体无力易倦、精神不振、咳嗽、头痛、便秘等。
用法用量	口服。每天温服2～3次，每次10～20ml。
注意事项	便溏及痰湿内滞者忌用。
来　　源	民间验方。

（十三）童鳝酒

配　　方	鲜童鳝400g，白酒800g。
制　　法	将活鳝鱼养于清水中，滴十滴香油，静养1天（以去尽鳝鱼体内泥杂污物），用清水冲洗干净，浸于白酒中，密封30天，开封滤取澄清酒液饮用。
功　　效	补虚固本，活血祛风，强筋骨。

主　治	病后体弱血虚、年老体衰、风湿痹痛、肢体关节活动不利、时有麻木感、上肢酸痛、屈伸困难等。
用法用量	每天2～3次，每次15～20ml。
来　源	民间验方。

（十四）鹿茸虫冬酒

配　方	天冬12g，鹿茸30g，冬虫夏草20g，白酒1500g。
制　法	将上述诸药去杂，制成粗末，浸于酒中，密封30～35天（期间每天摇动2次），开封后取澄清酒液饮用。
功　效	补肾益精，调养肺脾。
主　治	病后体质虚弱、神疲力倦、腰酸腿软、咳嗽及阳痿等。
用法用量	口服。每天温服2次，每次15ml。
注意事项	阴虚火旺者忌服。
来　源	引自《中国益寿食谱》。

注意事项

（1）注意加强营养，但饮食搭配要合理，饮食要规律，要定时定量，宜清淡，不要急于进补，多吃新鲜水果、蒸煮类食物，不吃煎炸类食物。

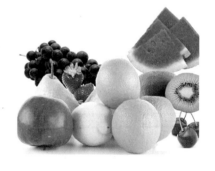

（2）房间注意通风，保持空气清新，室内温度、湿度要适宜，温度以11℃～22℃为宜，湿度保持在50%～70%为宜；保证充足的睡眠，保持平和的心态。

（3）病后人的体质虚弱，易感冒。要遇寒加衣，遇热减衣，以防感冒使病情复发或加重。

（4）在医生的指导下，做一些力所能及的体能运动，活动量一般以身体舒适为度，切忌疲劳。

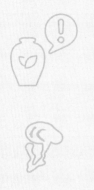

第五章

美容养颜药酒

- 祛斑灭痕药酒
- 养颜嫩肤药酒
- 生发乌发药酒
- 降脂减肥药酒

第一节 祛斑灭痕药酒

祛斑灭痕药酒主要治疗青年女性中面部较为常见的黄褐色或淡黑色的斑块与斑痕。此症大都由于肾虚火旺、营血不足与肝郁气滞而致，其次与疮疡肿毒、跌打损伤、烧烫伤及手术遗留等也有关系。只要合理选用药酒，且饮服得当，在一定程度上能够起到改善的效果。

（一）桃花白芷酒

配　　方　桃花250g，白芷30g，白酒1000ml。

制　　法　将上述诸药放入洁净容器中，加入白酒，密封，浸泡30天后，过滤去渣，即成。

功　　效　活血通络，润肤祛斑。

主　　治　面色晦暗、黄褐斑，或妊娠产后面黯等症。

用法用量　口服。每次服10～20ml，每天服2次。同时外用，即取此酒少许置于手掌中，双手合擦至热时，即来回擦面部患处。

注意事项　孕妇、乳母患者只可外用，忌内服。

来　　源　引自《浙江中医杂志》。

（二）槟榔露酒

配　　方　槟榔20g，桂皮20g，玫瑰花10g，青皮10g，砂仁5g，黄酒1.5L，冰糖100g。

制　　法　将上述诸药共制为粉末，装入药袋中，放入容器中加入黄酒密封，再隔水煮30分钟，待冷，埋入土中3天以去火毒（也可不入土去毒）。取出过滤去渣，加入冰糖，即用。

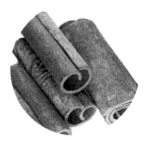

功　　效	疏肝解郁。
主　　治	黄褐斑（气郁型）。
用法用量	口服。每次20ml，每天服2次。
注意事项	孕妇忌服。
来　　源	引自《药酒汇编》。

（三）冬瓜酒

| 配　　方 | 冬瓜1个（中等大、含瓜子），白酒750g。 |
| 制　　法 | 将冬瓜洗净去杂，切成小块，放入锅内，加入酒与380g水，文火煮至半，离火，过滤除渣，滤汁文火烧沸，浓取酒汁，离火，装瓶，静置即可。 |

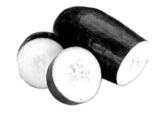

功　　效	消斑美颜。
主　　治	面部雀斑。
用法用量	本酒为外用方。用时取酒适量涂擦于面部患处即可。每天1~2次。
来　　源	民间验方。

（四）杏仁酒

配　　方	杏仁50g，白酒100ml。
制　　法	将杏仁酒浸、皮脱捣烂、用袋盛，加酒密闭浸泡7天后使用。
功　　效	润肤祛斑。
主　　治	面墨黯黑、肝色粗陋、皮厚状丑。
用法用量	外用。夜取药袋拭面。
来　　源	引自《太平圣惠方》。

（五）枸杞酒Ⅲ

| 配　　方 | 生地黄100g，枸杞根500g，干姜100g，商陆根100g，泽泻100g，蜀椒100g，桂心100g，酒曲适量。 |
| 制　　法 | 将枸杞根切碎，用东流水40L煮1天1夜，取汁10L，渍曲酿之，如家酿法，酒熟取溶液。将后6味药，共研末，装入药袋中，置于酒中，密封，埋入地下3尺，坚覆之，经20天后，取出，开封，其酒当赤如 |

金色。

功　　效	滋肾助阳，温阳利水。
主　　治	灭瘢痕、除百病。
用法用量	口服。平旦空腹服30～50ml。
来　　源	引自《备急千金要方》。

（六）商陆酒

配　　方	商陆末（白色者）2500g，天冬末2500g，细曲（捣碎）5kg，糯米（净淘）10kg。
制　　法	上先炊米熟，候如人体温；煎热水适量，放冷，入诸药拌匀，再与米饭，细曲拌和，入瓮中，密封，酿60天成，去糟取用。
功　　效	滋养健壮，补肺益气，润泽皮肤，通利之便。
主　　治	灭瘢痕。
用法用量	口服。不拘时，随性饮之。
来　　源	引自《太平圣惠方》。

注意事项

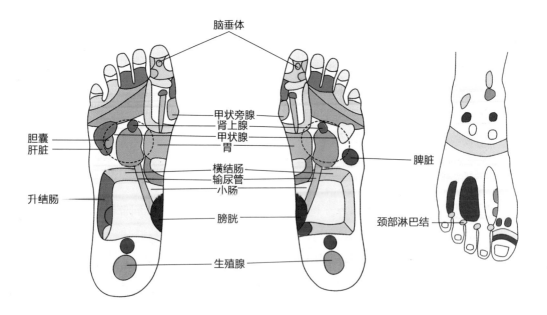

（1）对足部反射区进行按摩，可以起到祛黄褐斑的
疗效：点按胃、输尿管、膀胱反射区，可加快人体新
陈代谢；点按肾上腺、甲状腺、甲状旁腺、脑垂体、
生殖腺、颈部淋巴结等反射区，可调节内分泌及激素
的平衡；按摩胃、肝、胆、脾反射区，可健脾化痰利
湿，促进黄褐斑的消散。

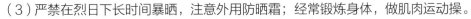

（2）要经常摄入富含维生素C的食物，例如柑橘类水
果、西红柿、青辣椒、山楂、鲜枣、猕猴桃、新鲜绿叶菜等；
少吃辛辣食物及油腻、刺激性食物。

（3）严禁在烈日下长时间暴晒，注意外用防晒霜；经常锻炼身体，做肌肉运动操。

（4）保持心情开朗乐观，忌动怒、忧郁等；改掉不良生活习惯，如抽烟、喝酒、
熬夜等。

第二节　养颜嫩肤药酒

美好的容颜，悦泽的肤色，白皙嫩鲜的皮肤，是身体强壮的重要标志，也是人体外
在美的重要体现。凡此皆取决于人体气血的强弱。如果人体气血旺盛、精力充沛、
心情舒畅、注重营养摄入，则面色光华、色若桃花、容如少女、青春常驻；反之如
果体质虚弱，特别是病后、产后，通常会使人之气血亏损、皮肤颜色萎黄无华、粗
糙失嫩。

养颜嫩肤药酒可调理人体气血阴阳，专为改善爱美女士皮肤粗糙失嫩、萎黄无华
而设。

（一）鸡子美容酒

　鸡子3枚，白酒500ml。

制　法	将鸡蛋敲破，混入白酒中，密封，浸泡28天后备用。
功　效	美容。
主　治	面色无华、憔悴等症。
用法用量	外用。取此酒涂面，每天早、晚各1次。
来　源	引自《外台秘要》。

（二）白鸽煮酒

配　方	白鸽1只，血竭30g，黄酒1000ml。
制　法	将白鸽去毛及肠杂，洗净，纳血竭（研末）于鸽腹内，针线缝合，入砂锅中，倒入黄酒，煮数沸令熟，候温，备用。
功　效	活血行瘀、补血养颜。
主　治	干血痨，表现为面目黑暗、骨蒸潮热、盗汗、颧红、肤糙肌瘦、月经涩少。
用法用量	口服。每次服15ml，每天2次，鸽肉分2次食之。
来　源	引自《串雅内篇》。

（三）矾石酒

| 配　方 | 矾石（烧炼各半）60g，石膏、代赭石、怀山药、蜀椒、远志、狼毒、半夏（洗）、芒硝、玄参、麻黄、防风、桔梗、生地黄、秦艽、石楠叶、石韦、黄连、莽草、寒水石、菟丝子、炙甘草各30g，白石英45g，杏仁（去皮尖）20枚，酒曲1500g，糯米3000g。 |
| 制　法 | 将前24味共制成粗末，装入药袋中，备用；再将糯米淘洗净，沥干，蒸饭，待温，入酒曲拌匀入瓮中，密封，保温，待酒熟后，取药袋 |

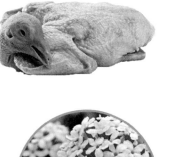

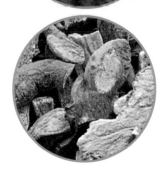

入酒中，密封，浸泡7~10天后，过滤去渣，即成。或将药袋放入容器中，加入白酒5000ml，密封，浸泡7~10天后，过滤去渣，即得。

功　效　祛邪润肤、悦色驻颜。

主　治　体质虚弱、感受风湿、腰酸肢困、面色无华等症。

用法用量　口服。每次服10~15ml，每天2次。

来　源　引自《千金翼方》。

（四）六神酒

配　方　人参、白茯苓、麦冬各60g，生地黄、枸杞子各150g，杏仁80g，白酒1500ml。

制　法　将人参、茯苓轧为细面；麦冬、杏仁、生地黄、枸杞子粗碎，置砂锅中，加水2500ml，煎至1000ml，连同白酒置瓷锅中煮至2000ml，倒入瓶中，再将上述人参、茯苓粉倒入瓶中，密封，浸泡7天后，即可取用。

功　效　补精髓、益气血、悦颜色、健脾胃、延年益寿。

主　治　遗精、腰膝软弱、头昏神倦、大便秘结、肌肤不泽、面容憔悴等症。

用法用量　口服。每次空腹服15~25ml，每天早、晚各1次。

来　源　引自《滋补药酒精粹》。

（五）四补酒

配　方　柏子仁、何首乌、肉苁蓉、牛膝各15g，白酒500ml。

制　法　将上述诸药捣碎，置于洁净容器中，加入白酒，密封，每天振摇1次，浸泡20天后，过滤去渣，即成。

功　效　益气血、补五脏、悦颜色。

主　治　气血不足、面色不华、心慌气短等症。

用法用量　口服。每次服10~20ml，每天2次。

来　源　引自《药酒汇编》。

（六）三圣酒Ⅱ

配　方　白人参、怀山药、白术各20g，白酒500ml。

制　法　将上述诸药粗碎，装入药袋中，置于洁净容器中，加入白酒，盖好，以文火煮百沸，取下待冷，密封，浸泡3～5天后，过滤去渣，即成。

功　　效　补元气、健脾胃。

主　　治　久病体虚、脾胃虚弱、面色不华、倦怠乏力、食欲缺乏等症。

用法用量　口服。每次空腹温服10～15ml，每天3次。

来　　源　引自《药酒汇编》。

（七）核桃杜仲酒

配　　方　核桃仁120g，杜仲60g，小茴香30g，白酒2000ml。

制　　法　将上述诸药粗碎，装入药袋中，置于洁净容器中，加入白酒，密封，每天振摇数下，浸泡15天后，过滤去渣，即成。

功　　效　补肾壮腰。

主　　治　腰膝酸痛、四肢无力、面色无华、体倦等症。

用法用量　口服。每次服20ml，每天2次。

来　　源　引自《药酒汇编》。

（八）固本酒Ⅱ

配　　方　人参、熟地黄、生地黄、麦冬各30g，天冬、云茯苓各20g，白酒1500ml。

制　　法　将上述诸药共制成粗末，置于洁净容器中，加入白酒，密封，浸泡3天后，再置炉火上，先文火后武火，煮至酒色变黑为度，待冷，埋入土中3天，取出，过滤去渣，即成。

功　　效　悦容颜、增精神、壮气力、滋阴补虚。

主　　治　毛枯发白、面容憔悴、精神萎靡、腰酸膝困等症。

用法用量　口服。每次空腹服10～20ml，每天2次。或随量饮服，以不醉为度。

来　　源　引自《普济方》。

（九）归芪白芍酒

配　　方　当归24g，黄芪、白芍各12g，白术8g，冰糖20g，白酒600ml。

| 制　　法 | 将前4味捣碎，装入药袋中，置于洁净容器中，加入白酒，密封，每天振摇1次，浸泡21天后，去药袋，加入冰糖，溶化后，滤过，即成。 |

制　　法 将前4味捣碎，装入药袋中，置于洁净容器中，加入白酒，密封，每天振摇1次，浸泡21天后，去药袋，加入冰糖，溶化后，滤过，即成。

功　　效 补气养血。

主　　治 内伤劳倦、脾虚泄泻、食欲缺乏、面色不华、精神萎靡、血虚羸弱、眩晕头痛等症。

用法用量 口服。每次空腹温服20ml，每天2次。

来　　源 引自《药酒汇编》。

（十）葡萄酒Ⅱ

配　　方 葡萄干250g，细神曲适量，糯米1250g。

制　　法 将葡萄干与神曲研为细末，煮糯米令熟，待冷，入神曲与葡萄干末并加水10L，搅匀，入瓮覆盖，候酿熟。

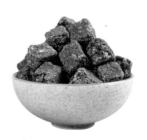

功　　效 补脾肾、益气血、驻颜。

主　　治 气血不足、脾肾虚损所致的脾虚气弱、津液不足、肌肤粗糙、容颜无华等症。

用法用量 口服。不拘时，任量温饮。

来　　源 引自《养生寿老集》。

（十一）补仙酒

配　　方 生地黄、菊花、当归各30g，牛膝15g，红砂糖200g，烧酒500ml，糯米甜酒500ml，食醋适量。

制　　法 以食醋将红砂糖调匀，一同加入酒内，将剩余药物一同放装入药袋中，扎紧药袋口，浸泡酒中，密封7天后取用。

功　　效 补肝肾、益阴血。

主　　治 老年人精血亏损、容颜憔悴等症。

用法用量 口服。每次服20ml，每天2次。老年人若血压不高，可长期服用。

来　　源 引自《经验良方全集》。

（十二）参桂酒

配　方	人参、肉桂各15g，白酒1000ml。
制　法	将上述诸药洗净，切碎，置于洁净容器中，加入白酒，密封，浸泡7天后，即可取用。
功　效	补气益虚、温通经脉。
主　治	中气不足、手足麻木、面黄肌瘦、精神萎靡、食欲缺乏等症。
用法用量	口服。每次服20~30ml，每天2次。
来　源	引自《药酒汇编》。

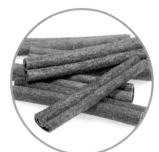

（十三）逡巡酒

配　方	桃花（3月3日采）106g，马兰花（5月5日采）175g，芝麻花（6月6日采）211g，黄菊花（9月9日采）317g，腊水（12月8日取）10L，桃仁（春分日采）49枚，白面5000g，酒曲适量。
制　法	将四花、桃仁（捣碎）、白面和腊水共放入容器中，入酒曲（压末）拌匀，密封，发酵，49天酒熟，去渣即成。
功　效	补虚益气、益寿耐老、悦色美容。
主　治	一切风痹湿气及面容憔悴无华。
用法用量	口服。每次服30~50ml，每天2~3次。
来　源	引自《本草纲目》。

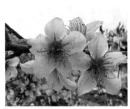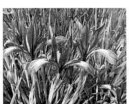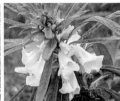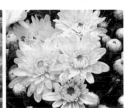

（十四）归元酒

配　方	当归、龙眼肉各15g，白酒500ml。

制　　法　将上述诸药放入容器中，加入白酒，密封，浸泡7天后，过滤去渣即成。

功　　效　养血益颜。

主　　治　黑色素沉着、皮肤老化等症。

用法用量　口服。每晚睡前服20ml。

来　　源　引自《民间百病良方》。

（十五）参术酒

配　　方　党参、炙甘草、红枣各30g，炒白术、白茯苓各40g，生姜20g，黄酒1000ml。

制　　法　将上述诸药共研为粗末，置于洁净容器中，加入黄酒，密封，浸泡5～7天后，过滤去渣，即成。

功　　效　益气健脾。

主　　治　脾胃气虚、食少便溏、面色萎黄、四肢乏力等症。

用法用量　口服。每次服15～30ml，每天2次。

来　　源　引自《药酒汇编》。

（十六）参杞酒 I

配　　方　枸杞子汁、生地黄汁各100ml，麦冬汁60ml，杏仁汤（去皮尖）30ml，人参20g，白茯苓30g，白酒1000ml。

制　　法　将白酒倒入容器中，再将人参、茯苓捣碎，与上各药汁（汤）一同倒入白酒内，混匀密封，浸泡15天后，过滤去渣，即成。

功　　效　益精固髓、滋阴明目、润五脏、延年益寿。

主　　治　肾虚精亏、腰困体倦、阳痿不起、食欲缺乏、耳聋目昏、面色无华、憔悴，肌肤粗糙，大便秘结等症。

用法用量　口服。每次服10～15ml，每天2次。

来　　源　引自《药酒汇编》。

（十七）桃花酒

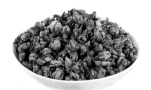

配　　方　桃花（3月3日采）20g，白酒250ml。

制　　法　将桃花浸入白酒内浸泡3～5天即可取用。

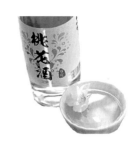

功　效	活血润肤、益颜色。
主　治	可以除百病，主治皮肤老化、肤色无华等症。
用法用量	口服。每次服15ml，每天2次。或临睡前服20ml，以瘥为度。
来　源	引自《普济方》。

（十八）猪膏酒

配　方	猪膏100g，生姜汁10～20ml，白酒500ml。
制　法	将猪膏与生姜汁混合，用慢火煎至减半，入白酒混匀，滤过即成。
功　效	开胃健脾、温中通便。
主　治	头晕目眩，两肋胀满、疼痛，大便不利，毛发枯黄，面色无华，口淡无味。
用法用量	口服。每次空腹温服20～30ml，每天早晨、中午和晚上临睡前各服1次。
来　源	引自《备急千金要方》。

（十九）美容酒

配　方	人参、当归、玉竹、黄精、制首乌、枸杞子各30g，黄酒1500ml。
制　法	将上述诸药切片或捣碎，置于洁净容器中，加入黄酒，密封，经常摇动，浸泡7天后，过滤去渣即成。
功　效	润肤乌发、健身益寿。
主　治	容颜憔悴、面色不华、身体羸弱、皮肤毛发干燥、甚则须发枯槁等症。
用法用量	口服。每次服20ml，每天2次。
来　源	引自《药酒汇编》。

（二十）龙眼和气酒

配　方	龙眼肉250g，枸杞子120g，当归、菊花各30g，白酒3500ml。

制　　法　将上述诸药，装入药袋中，置于洁净容器中，加入白酒，密封，浸泡
30天后，过滤去渣，即成。

功　　效　养血润肤、滋补肝肾。

主　　治　身体虚弱，皮肤粗糙、老化等症。

用法用量　口服。每次服10～15ml，每天2次。

来　　源　引自《药酒汇编》。

（二十一）桃仁酒

配　　方　桃仁100g，白酒500ml。

制　　法　将桃仁捣碎，放到砂钵中细研，加入少许白酒，绞取汁，再研再绞，
使桃仁尽即止，一同放入小瓷瓮中，放入锅内，隔水煮，看色黄如稀
汤即可。

功　　效　活血润肤、悦颜色。

主　　治　皮肤粗糙、老化等症。本药酒还有润
肠通便之功，用于产后血虚便秘。

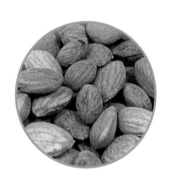

用法用量　口服。每次服20～30ml，每天
2次。

来　　源　引自《太平圣惠方》。

（二十二）参杞酒Ⅱ

配　　方　党参、枸杞子各25g，米酒500ml。

制　　法　将党参拍裂、切片，枸杞子洗净、晾干，共放入容器中，加入米酒，
密封，浸泡7天后，过滤去渣即成。

功　　效　补气健脾、养肝益胃。

主　　治　脾胃气虚、血虚萎黄、食欲缺乏、肢体倦怠、腰酸头晕等症。

用法用量　口服。每次服10～15ml，每天3次。

来　　源　引自《民间百病良方》。

（二十三）玉液酒

配　　方	生猪板油50g，蜂蜜10～20g，白酒500ml。
制　　法	将猪板油切碎，置于洁净容器中，加入白酒和蜂蜜，盖好，置于文火上煮数百沸，取下待温，过滤去渣，备用。
功　　效	润肺生津、泽肤美发。
主　　治	老年人肺虚久咳、肌肤粗糙、毛发枯黄等症。
用法用量	口服。每次空腹温服20ml，每天3次。
来　　源	引自《民间百病良方》。

注意事项

（1）生活作息要规律。

（2）摄取均衡的营养，多吃蔬菜、水果，多补充维生素A、维生素C、维生素E。

（3）严禁在烈日下长时间暴晒，经常锻炼身体，做肌肉运动操。

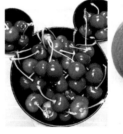
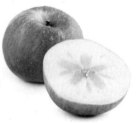

第三节　生发乌发药酒

从临床上说，未老先衰而产生白头发的诱发因素主要包括下面几种：慢性疾病、内分泌失调、营养缺乏、家庭遗传等。国外有关研究还发现，情绪的扰乱也容易使头发变白。在服用生发乌发药酒的同时，也应注意保持乐观精神，加强营养，治疗相关疾病，并经常按摩头皮，养成勤于梳头的习惯。

（一）不老酒

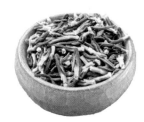

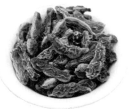

配　　方　熟地黄、生地黄、五加皮、莲子心、槐角子各90g，没食子6枚，白酒4000ml。

制　　法　将上述诸药共制成粗末，装入药袋中，置于洁净容器中，加入白酒，密封，经常摇动数下，浸泡14天后，过滤去渣，即成。将药渣晒干，加工成细末，与大麦适量炒和，炼蜜为丸，每丸重6g。

功　　效　补肾固精、养血乌发、壮筋骨。

主　　治　须发早白、腰膝无力、遗精滑泄、精神萎靡等症。

用法用量　口服。每次空腹服10～15ml，每天2次，饭后服药丸1～2粒。

来　　源　引自《药酒汇编》。

（二）健脑益寿酒

配　　方　川芎10g，甘草、木瓜、秦艽、羌活、白芍、续断、陈皮、玉竹、防风各20g，前胡、牛膝、茯苓、大茴香、杜仲、熟地黄、肉桂各15g，沙参、威灵仙、枣仁、枸杞子各25g，大枣5枚，60°白酒2L，白糖500g。

制　　法　将上述诸药共制成粗末，装入药袋中，置于洁净容器中，加入60°白酒2L，加白糖500g，浸泡1个月，过滤去渣，即成。

功　　效　健身健脑，白发转黑、增加食欲、延年益寿。

主　　治　遗精、失眠、腰酸背痛、月经失调、病后失调等症。

用法用量　口服。饭后服25ml，每天服用3次。

来　　源　引自《医道堂临床医案实录》。

（三）侧柏叶酒

配　　方　侧柏叶200g，白酒500ml。

制　　法　将侧柏叶去除杂质，用凉开水快速淘洗，滤去水液，捣碎，装入瓶内，用白酒浸泡，密封瓶口，每天摇晃3~5次，7天后即可使用。

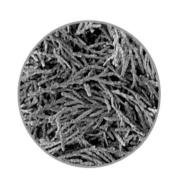

功　　效	活血、通络、乌发。
主　　治	须发早白。
用法用量	外用：以药酒适量，搽涂揉搓头发，每天3次。口服：配合其他乌发药物内服，效果更佳。
来　　源	引自《中国民间疗法》。

（四）百岁酒

配　　方	蜜炙黄芪（即炙黄芪）、茯神各60g，当归、熟地黄各36g，党参、麦冬、茯苓、白术、山茱萸、川芎、龟胶（即龟甲胶）、防风、枸杞子、陈皮各30g，肉桂18g，五味子、羌活各24g，红枣1000g，冰糖1000g，高粱酒10L。
制　　法	将上述诸药捣碎，放入容器中加入高粱酒和冰糖，密封，隔水煮1炷香时，取出，埋入土中7天以出火毒。过滤去渣，即成。
功　　效	益气血、补肝肾、健脾胃、宁神志。
主　　治	须发早白。
用法用量	口服。每次服15~30ml，每天3次。或适量饮用，勿醉。
来　　源	引自《药方杂录》。

（五）白术酒 Ⅱ

配　　方	白术3000g，糯米6000g，酒曲2000g。
制　　法	将白术去除杂质，用凉开水快速淘洗，晒干为末，用药袋盛，扎紧药袋口，以江水15L煎2次，每次45分钟，合并2次煎液，共得8000ml药液。再将糯米加水煮成稀米饭，与白术煎液混合。待温度降至30℃左右时，拌入酒曲，调和均匀，置瓷瓮内，加盖密封。21天酒熟，压去酒糟，滤取药酒，瓶装备用。
功　　效	健脾和胃、益气生血、祛病延年。
主　　治	须发早白、胃脘疼痛、食欲不振、面黄憔悴等症。
用法用量	口服。每次30~50ml，每天3次，随饭服用。

| 来　　源 | 引自《太平圣惠方》。

（六）常春酒

| 配　　方 | 常春果、枸杞子各200g，白酒1500ml。

| 制　　法 | 将上述诸药拍裂，装入药袋中，置于洁净容器中，加入白酒，密封，浸泡7天后，过滤去渣，即成。

| 功　　效 | 益精血、乌须发、悦颜色、强腰膝。

| 主　　治 | 须发早白、身体虚弱、腰膝冷痛、妇女经闭等症。

| 用法用量 | 口服。每次服20~40ml，每天3次。

| 来　　源 | 引自《民间百病良方》。

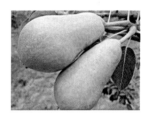

（七）地黄酒Ⅱ

| 配　　方 | 生地黄500g，糯米3000g，酒曲（研细）300g。

| 制　　法 | 将生地黄除去杂质，细切，加水煎煮2次，每次煮沸40~50分钟，合并两次煎浓，得药汁2000ml。将糯米加水煮成稀米饭，与药汁混合，等温度降至30℃左右时，拌入酒曲，调和均匀，置瓷瓮内，加盖密封。21天酒熟，压去酒糟，滤取药酒，瓶装备用。

| 功　　效 | 补精血、乌须发。

| 主　　治 | 须发早白、贫血等症。

| 用法用量 | 口服。每次50~80ml，每天2次，温服。

| 来　　源 | 引自《太平圣惠方》。

（八）地黄年青酒

| 配　　方 | 熟地黄50g，万年青75g，黑桑椹60g，黑芝麻30g，怀山药100g，南烛子、花椒各15g，白果7g，巨胜子21g，白酒1000ml。

| 制　　法 | 将上述诸药去除杂质，共为粗末，装入药袋中，扎紧药袋口，放入酒瓶内，密封浸泡30天，滤汁备用。

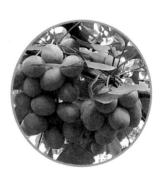

功　　效	滋肝补肾、益精填髓。
主　　治	须发早白、肝肾亏虚、视物模糊、见风流泪、听力衰退等症。
用法用量	口服。每次10～20ml，每天3次。
来　　源	引自《药酒验方选》。

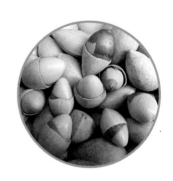

（九）地术酒

配　　方	生地黄40g，白术30g，枸杞子24g，五加皮20g，甘草12g，糯米600g，细曲50g。
制　　法	将前5味研碎，细曲研末，备用。将药放入砂锅中，加水煮至1600ml，去渣，倒入容器中，待冷；糯米洗净，蒸饭，待冷，入细曲，拌匀，置于洁净容器中，拌匀，密封，置保温处，如常法酿酒。21天后药酒即熟，去渣，即成。
功　　效	补肝肾、和脾胃、乌发明目。
主　　治	腰膝酸软、视物模糊、须发早白、小便淋漓、脾虚泄泻、食欲缺乏、胸腹胀满等症。
用法用量	口服。每次服15～30ml，每天3次，或不拘时候，随量饮之。
来　　源	引自《药酒汇编》。

（十）地黄驻颜酒

配　　方	柚子5个，生地黄、白芍、当归各40g，蜂蜜50g，白酒4000ml。
制　　法	前4味粗碎，置于洁净容器中，加蜜、酒，密封浸泡90天，去渣留液。
功　　效	养血驻颜。
主　　治	皮肤色素沉着、面部痤疮。
用法用量	口服。每次服10～15ml，每天2次。
来　　源	引自《药方杂录》。

（十一）二黑酒

| 配　　方 | 黑豆、黑芝麻、大枣、何首乌、熟地黄各40g，当归、川芎各10g，60°米酒750ml。 |

| 制　　法 | 将上述诸药放入米酒中，密封，浸泡15～20天后即可取用。 |

| 功　　效 | 滋阴养血、乌须黑发。 |

| 主　　治 | 少年白发。 |

| 用法用量 | 口服。每次服10ml，每天3次，1个月为1个疗程。 |

| 来　　源 | 引自《单方验方治百病》。 |

（十二）固本酒Ⅲ

| 配　　方 | 生地黄、熟地黄、白茯苓各60g，天冬、麦冬、人参各30g，白酒5000ml。 |

| 制　　法 | 将上述诸药切片，置于洁净容器中，加入白酒，密封，浸泡3天后，并以文火隔水煮1～2小时，以酒色黑为度。待冷，过滤去渣，静置数天，即成。 |

| 功　　效 | 滋阴益气、乌须发、美容颜。 |

| 主　　治 | 劳疾、面容憔悴、须发早白。 |

| 用法用量 | 口服。每次空腹温服15～30ml，每天1～2次。 |

| 来　　源 | 引自《扶寿精方》。 |

（十三）黄精酒Ⅲ

| 配　　方 | 黄精100g，白酒2500ml。 |

| 制　　法 | 将黄精洗净切片，放装入药袋中内，扎紧药袋口，放入酒坛，加入白酒，浸泡30天后即成。 |

| 功　　效 | 乌发、益脾、润血燥、补益延年。 |

| 主　　治 | 发枯变白。 |

| 用法用量 | 口服。每次20ml，每天3次。 |

| 来　　源 | 引自《普济方》。 |

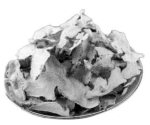

（十四）甘菊首乌酒

| 配　　方 | 甘菊花100g，何首乌200g，黄酒1500ml。 |

| 制　　法 | 将上述诸药去除杂质，用凉开水快速淘洗，滤去水液，晒干研末，用生药袋或药袋装，扎紧药袋口，放进小口瓷坛内，注入黄酒浸泡，密封坛口。再将酒坛放入锅里，加水煮沸4～6小时，使水淹没酒坛的 |

4/5，坛口露出水面。然后从锅里取下，置阴凉干燥处继续浸泡，每天摇晃3～5次。7天后启封，去除药渣，滤取药酒，备用。

功　　效　益肾乌发。

主　　治　须发早白、头晕目眩、视物模糊等症。

用法用量　口服。每次20～30ml，每天2次，早、晚空腹温服。

来　　源　引自《中华养生药膳大典》。

（十五）何首乌酒

配　　方　何首乌100g，白酒500ml。

制　　法　将何首乌研为末，置于洁净容器中，加入白酒，密封，每天振摇2次，浸泡10天后，过滤去渣，即成。

功　　效　养血、补肝肾。

主　　治　须发早白、血虚头晕、眼花，腰酸带下等症。

用法用量　口服。每次服20ml，每天2次。

来　　源　引自《民间百病良方》。

（十六）黄精酒Ⅳ

配　　方　黄精500g，苍术、枸杞根、侧柏叶、天冬各100g，糯米5000g，酒曲（研细）500g。

制　　法　前5味去除杂质，加水共煎煮2次，每次煮沸40分钟，合并两次煎液约3000ml。将糯米加水煮成稀米饭，与药液混合。待温度降至30℃左右时，加入酒曲，搅拌均匀。然后放入瓷瓮内，加盖密封。21天酒熟，压去酒糟，滤取药酒，瓶装备用。

功　　效　壮筋骨、益精血、乌须发。

主　　治　须发早白、肢体痿软、诸虚百损等症。

用法用量　口服。每次50～80ml，每天2次，温服。

来　　源　引自《本草纲目》。

（十七）枸杞酒Ⅳ

配　　方　枸杞根150g，桃仁90g，大麻仁、黑芝麻、菊花各60g，生地黄100g，糯米3000g，细曲500g。

制　　法　前6味去除杂质，共为精末，装入药袋中，加水煎煮2次。第一次煮沸10分钟，滤取药液，加水再煎；第二次煮沸1小时。合并2次药液共约5000ml。将糯米加水煮成稀米饭，与药液混合。待温度降至30℃左右时，拌入酒曲，调和均匀，装进瓷瓮内，加盖密封。21天酒熟，压去酒糟，滤取药酒，瓶装备用。

功　　效　壮筋骨、驻容颜、令人不老。

主　　治　须发早白、容颜憔悴、肌肤枯槁、头晕目眩、失眠健忘、血虚便秘等症。

用法用量　口服。每次30～50ml，每天2次，早、晚空腹温服。

来　　源　引自《太平圣惠方》。

（十八）回春乌须酒

配　　方　麦冬50g，生地黄、何首乌各30g，天冬、熟地黄、枸杞子、牛膝、当归各12g，人参6g，米酒1500ml。

制　　法　将上述诸药去除杂质，凉开水快速淘洗，滤去水液，晒干，共为粗末，以生药袋或药袋包，置小口酒坛内，注入米酒，密封坛口。再将酒坛放入锅内，加水煮沸6小时，然后取出，放置5～7天即可。

功　　效　滋补肝肾、乌须黑发。

主　　治　青少年因精血亏虚所引起的须发早白。

用法用量　口服。每天晨服50～80ml。

来　　源　引自《万病回春》。

（十九）花椒骨碎补酒

配　　方　花椒（去椒目）94g，骨碎补63g，生姜皮31g，白酒1000ml。

制　　法　将上述诸药去除杂质，用凉开水快速淘洗，滤去水分，晒干为末，装入药袋中，扎紧药袋口，置瓷坛内，用白酒浸泡，密封坛口，每天摇晃3～5次。30天启封，去除药渣，

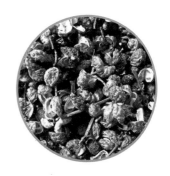

滤取药酒，瓶装备用。

功　效　活血、通络。

主　治　须发早白、牙痛等症。

用法用量　外用：取药酒适量，搽涂揉搓头发，每天3次，治疗少年白发；含漱：用药酒频频漱口，治疗牙痛；口服：本药酒还可用来口服，治疗胃寒胃痛、恶心呕吐等。

来　源　引自《中国民间疗法》。

（二十）龟台四童酒

配　方　胡麻仁300g，黄精350g，天冬、白术各250g，朱砂10g，桃仁150g，茯苓200g，糯米5000g，酒曲320g。

制　法　将前7味，除朱砂外，均置砂锅中，加水煎至5000ml；将糯米浸湿，沥干，蒸饭，待冷，置坛中，加入药汁和酒曲（先研细末），拌和均匀，密封，21天后，酒熟，用纱布去渣，储入瓶中。将朱砂研末，倒入酒瓶中，拌匀，待澄清后，即可饮用。

功　效　悦容颜、乌须发、壮精神、安五脏、健身益寿。

主　治　容颜憔悴、须发早白、头晕眼花、体倦食少、多梦惊悸等症。精血亏虚体弱者经常服用，有强身健体、延年益寿之功效。

用法用量　口服。每次空腹温服10～25ml，每天早、中、晚各服1次。

来　源　引自《遵生八笺》。

（二十一）枸杞酒 V

配　方　枸杞子120g，生地黄汁500ml，上等白酒1500ml。

制　法　先将枸杞子去除杂质，与白酒一起在瓷坛中浸泡7天，密封坛口。然后再取鲜地黄若干，用清水冲洗干净，捣烂，绞取汁液500ml。再将生地黄汁兑入枸杞酒坛中，密封1～3个月，即可使用。

功　效　补肝肾、益精血、乌须发的功效，

主　治　精力衰减、形体消瘦、须发早白等症。久服可延年益寿。

用法用量　口服。每次15～20ml，每天3次。

来　源　引自《长寿良方》。

（二十二）枸杞麻仁酒

配　　方　枸杞子500g，生地黄、胡麻仁各
300g，火麻仁150g，糯米1500g，
酒曲120g。

制　　法　将枸杞子拍碎，放入砂锅中，加水
3000ml，煎至2000ml，倒入坛中待冷；
将糯米蒸熟；生地黄、酒曲捣为末，胡麻仁、
火麻仁蒸熟捣烂，共入坛中，拌匀。密封，14天后，去渣即成。

功　　效　滋肝肾、补精髓、润五脏、养血益气。

主　　治　须发早白、虚羸黄瘦、食欲缺乏、中午腰膝酸软等症。

用法用量　口服。每次适量饮之，以不醉为度，每天3次。

来　　源　引自《药酒汇编》。

（二十三）经验乌须酒

配　　方　枸杞子60g，生地黄汁80g，醇酒2000ml。

制　　法　将枸杞子捣碎，与酒一同盛于洁净瓷器中，浸泡30天，开封，加入
生地黄汁搅匀，再密封浸泡3天，滤取酒液，瓶装备用。

功　　效　乌须发、轻身健体。

主　　治　阴虚血热、须发早白、头晕目昏、口干舌燥等症。

用法用量　口服。每次15ml，每大2次，早、晚空腹温服。

来　　源　引自《万病回春》。

（二十四）枸杞地黄酒Ⅰ

配　　方　枸杞子1000g，生地黄取汁2000ml。

制　　法　将上述诸药，每以十月壬癸日，面向东方采枸杞子，先以好酒
2000ml，于瓷瓶内浸20天，开封再入地黄汁（不犯生水）同浸，无
须搅，但以纸密封三重，候至立春前30天开瓶取酒备用。

功　　效　滋阴补肾、乌发、生发。

主　　治　精血亏虚所致须发变白。

用法用量　口服。每次15ml，每天2次。

| 来　　源 | 引自《圣济总录》。

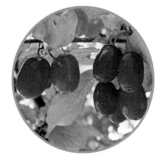

（二十五）鹤龄酒

| 配　　方 | 枸杞子、何首乌各120g，当归、天冬、生地黄各60g，党参、菟丝子、补骨脂、山茱萸各20g，牛膝90g，蜂蜜120g，白酒3000ml。

| 制　　法 | 将上述诸药共制成粗末，装入药袋中，置于洁净容器中，加入白酒，盖好，置于文火上煮沸，取下候冷，密封，埋入土中7天以去火毒，取出过滤去渣，加入蜂蜜，拌匀，即成。

| 功　　效 | 补肝肾、益精血。

| 主　　治 | 未老先衰、腰膝酸软、筋骨无力、眼目昏花、齿落、食欲缺乏、须发早白、精神萎靡等症。

| 用法用量 | 口服。每次服20ml，每天3次。

| 来　　源 | 引自《临床验方集》。

（二十六）康壮酒

| 配　　方 | 枸杞子、炒陈曲、甘菊花、熟地黄各15g，肉桂、肉苁蓉各10g，白酒1500ml。

| 制　　法 | 将上述诸药粉碎后，装入药袋中内，系口，放入酒瓶中，密封，浸泡7天，即可使用。

| 功　　效 | 滋补肝肾。

| 主　　治 | 肾肝不足、须发早白、腰膝软弱、身疲乏力等症。

| 用法用量 | 口服。每次10～15ml，每天3次。

| 来　　源 | 引自《药酒验方选》。

（二十七）耐老酒

| 配　　方 | 生地黄250g，枸杞子250g，滁菊花250g，糯米2500g，细曲200g。

| 制　　法 | 将上述诸药除杂质研碎，细曲碎为粗末。将加工好的药置于砂锅中，加水5000ml，煮取2500ml，倒入净瓷坛中，待冷。再将糯米洗净

蒸煮，沥半干，待冷后拌入细曲，然后倒上述诸药入瓷坛内，同药汁拌匀，加盖密封，放置于常温处。经21天后药酒即成，压滤去糟渣，储入净瓷坛中备用。

功　　效	滋肝肾、补精髓、乌发、益寿。
主　　治	肝肾不足、须发早白。年老者常饮此酒能防病治病，延年益寿。
用法用量	口服。每次25ml，每天3次，空腹服用。
来　　源	引自《太平圣惠方》。

（二十八）七宝美髯酒

配　　方	制首乌100g，茯苓50g，牛膝、当归各25g，枸杞子、菟丝子各20g，补骨脂15g，烧酒1500ml。
制　　法	将上述诸药制为粗末，装入药袋中，扎紧药袋口，白酒浸泡。1个月后取出药袋，压榨取液，将两液混合，静置，过滤即得。
功　　效	补益肝肾、乌须黑发。
主　　治	肝肾不足、须发早白、牙齿动摇、梦遗滑精、腰膝酸软、妇女带下、男性不育等症。
用法用量	口服。每次服15～20ml，每天2次，早、晚各1次。
来　　源	引自《医方集解》。

（二十九）乌须酒Ⅰ

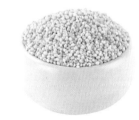

配　　方	生地黄、何首乌各120g，熟地黄、天冬、枸杞子、当归各60g，麦冬240g，人参、牛膝各30g，黄米2000g，淮曲10块。
制　　法	将前9味共制为末，加入曲（压细），拌黄米饭，按常法酿酒。酒熟，压去渣，即可服用。
功　　效	泽肌肤、乌毛发、滋补肝肾。
主　　治	精血不足、阴亏气弱所致的须发早白、面色少华、周身疲倦、腰膝酸软、头眩耳鸣等症。
用法用量	口服。每天清晨服10～20ml。
来　　源	引自《万病回春》。

（三十）强壮酒

配 方 枸杞子、甘菊花、熟地黄、神曲各60g，肉苁蓉30g，肉桂20g，白酒2500ml。

制 法 将上述诸药共制成粗末，装入药袋中，置于洁净容器中，加入白酒，密封，浸泡7天后，过滤去渣，即成。

功 效 补肝肾、益精血。

主 治 腰膝软弱、身疲乏力、须发早白等症。

用法用量 口服。每次服10~20ml，每天3次。

来 源 引自《药酒汇编》。

（三十一）五精酒

配 方 枸杞子、天冬各500g，松叶600g，黄精、白术各400g，细曲1200g，糯米12.5kg。

制 法 将前5味置于砂锅中，加水煎汁1000ml（一般水煎2次，浓缩而成）；将细曲研末，备用；将糯米蒸熟沥半干后，倒入缸中待冷，加入药汁和曲末，拌匀，密封，置保温处，21天后，候酒熟，去渣，备用。

功 效 补肝肾、益精血、健脾胃、祛风湿。

主 治 体倦乏力、食欲缺乏、头晕目眩、须发早白、肌肤干燥、瘙痒等症。

用法用量 口服。每次服10~25ml，每天2次。

来 源 引自《普济方》。

（三十二）美髯酒

配 方 桑椹（火烘干）300g，何首乌（用黑芝麻煮过）90g，冬青子（盐水炒）60g，旱莲草（晒干）90g，怀熟地黄200g，乌饭果叶（切碎）90g，黑豆皮（不用豆）90g，干茄花（净花瓣）90g，乌犀角（水牛角代，用铜罐河水熬，滴水成珠）90g，无灰酒30 000ml。

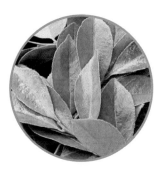

| 制　法 | 将药物用药袋盛之，投入酒内，封固坛口，煮3炷香时间（100分钟左右），放土地上出火气。 |

| 功　效 | 乌须发。 |

| 主　治 | 须发变白。 |

| 用法用量 | 口服。不拘时饮之，多少随意，每次饮时加青盐少许，以引药入肾经更佳。 |

| 来　源 | 引自《摄生秘剖》。 |

（三十三）乌须美发酒

| 配　方 | 何首乌（蒸）600g，核桃仁、莲子肉、小红枣仁、砂仁各90g，枸杞子、当归各60g，麦冬（去心）30g，生地黄汁、生姜汁各120ml，糯米10kg，酒曲1000g。 |

| 制　法 | 先将糯米用清水20L浸泡12小时，捞出上笼蒸成熟米饭。然后与米泔水混合，待温度降至30℃左右时，拌入酒曲调匀，置于瓷瓮中，密封瓮口。21天酒熟，启封，加入生地黄汁及生姜汁，仍旧密封存放。3天后再启封，压去酒糟，滤取酒液。将前8味药物去除杂质，用凉开水快速淘洗，滤净水液，晒干为末，用10个生药袋（或药袋）装，扎紧药袋口，置小口酒坛内，注入上述酒液，密封坛口。再将酒坛放锅内，加水煮沸6小时，然后取出，埋入地下以去火毒，3天后从地下挖出，去除药渣，滤取药酒，瓶装备用。 |

| 功　效 | 补益肝肾、乌须黑发。 |

| 主　治 | 精血不足、脾肾两虚所引起的须发早白。久服可延年益寿。 |

| 用法用量 | 口服。每次30～50ml，每天3次。 |

| 来　源 | 引自《寿世保元》。 |

（三十四）乌须酒Ⅱ

| 配　方 | 赤何首乌、白何首乌各250g，生地黄、生姜汁各60g，红枣、胡桃肉、莲子肉各45g，当归、枸杞子各30g，麦冬15g，蜂蜜45g，米酒3500ml。 |

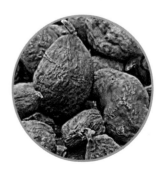

制　　法	将上述诸药，除生姜汁、蜂蜜外，剩余各药加工使碎，混匀，装入药袋中，与生姜汁一起放入容器中，加入米酒，密封，每天振摇数下，浸泡14天后，过滤去渣，加入蜂蜜，拌匀，即成。
功　　效	补益精血、乌须黑发、延年益寿。
主　　治	须发早白、腰膝酸软、头眩耳鸣、疲倦等症。
用法用量	口服。每次服20ml，每天2次。
来　　源	引自《药酒汇编》。

（三十五）乌须药酒

配　　方	生地黄500g，熟地黄500g，何首乌（九蒸九晒）500g，枸杞子500g，甘草30g，当归120g，白菊花500g，白酒10L。
制　　法	将上述诸药入瓷坛内，倒入白酒10000ml，封盖，浸21天，过滤榨压出药液，再兑入酒浆3000ml，窖49天即成。
功　　效	补肝益肾、养血乌发。
主　　治	须发早白。
用法用量	口服。每次60ml，早、午、晚各1次。
来　　源	引自《墨宝斋集验方》。

（三十六）乌须酒Ⅲ

配　　方	黄米15kg，淮曲10块（约1200g左右），麦冬（去心）250g，天冬（去心）60g，人参（去芦）30g，生地黄120g，熟地黄60g，枸杞子60g，何首乌120g，牛膝（去芦）30g，当归60g。
制　　法	将上述诸药各研为细末，黄米洗净煮熟，待温热时，与淮曲、药拌匀，入缸内，封缸口，放置常温处，经21天酒熟后，照常榨出酒液，过滤后，装瓷坛中备用。
功　　效	滋补肝肾、乌发、延寿。
主　　治	白发。
用法用量	口服。每次100ml，清晨饮用。
来　　源	引自《寿世保元》。

（三十七）乌须黑发药酒

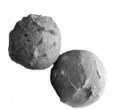

| 配　　方 | 当归、枸杞子、生地黄、人参、莲心、桑椹、何首乌各120g，五加皮60g，黑豆（炒香）250g，槐角子30g，没食子1对，旱莲草90g，五加皮酒15L。 |

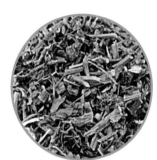

制　　法 将上述诸药视情况切片或捣碎，装入药袋中，置于洁净容器中，加入五加皮酒，密封，浸泡21天后，压榨以滤取澄清液，储瓶备用。将药渣晒干，共研细末，制为丸，如梧桐子大，备用。

功　　效 补肝肾、益气血、祛风湿、乌须发、固肾气。

主　　治 肾气不固、肝肾不足、气血虚弱所致的腰酸、头晕、遗精、须发早白、乏力等症。

用法用量 口服。每天适量饮用，并送服丸药。

来　　源 引自《百病中医药酒疗法》。

（三十八）乌发益寿酒

配　　方 女贞子80g，旱莲草、黑桑椹各60g，黄酒1500ml。

制　　法 将上述诸药捣碎，装入药袋中，置于洁净容器中，加入黄酒，密封，浸泡14天后，过滤去渣，即成。

功　　效 滋肝肾、清虚热、乌发益寿。

主　　治 肝肾不足所致的须发早白、头晕目眩、腰膝酸痛、面容枯槁、耳鸣等症。

用法用量 口服。每次空腹温服20～30ml，每天2次。

来　　源 引自《滋补药酒精粹》。

（三十九）首乌乌发酒

配　　方 何首乌30g，熟地黄30g，当归15g，人参10g，白酒1000ml。

制　　法 将上述诸药去杂质，共为粗粉，用药袋装好，放入白酒中，在干净的瓷瓶内，密封浸泡35天即成。

功　　效 补肝肾、益气血。

主　　治 青少年白发。

用法用量 口服。每次30ml，每天2次。半年至1年为1个疗程。

来　　源 引自《酒的药用》。

（四十）桑椹果酒

配　　方 成熟桑椹（鲜品）250g，黑豆、炙何首乌、熟地黄、女贞子、党参各50g，白酒4000ml。

制　　法 将上述诸药洗净沥干，放入玻璃瓶中，加入白酒，密封浸泡15天后即可启用。

功　　效 补肝肾、养气血、填精髓、乌须发、悦容颜。

主　　治 青少年白发、阳痿滑泄、妇女经血不调、面色无华、病后体虚、神经衰弱等症。

用法用量 口服。每次15～30ml，每天2次，早、晚空腹饮用。

来　　源 引自《怎样自制补酒》。

（四十一）首乌黑豆酒

配　　方 制首乌90g，熟地黄、生地黄、天冬、麦冬各45g，枸杞子、牛膝、当归、女贞子各30g，黑豆（炒香）60g，白酒2500ml。

制　　法 将上述诸药捣碎，装入药袋中，置于洁净容器中，加入白酒，密封，浸泡15天后，过滤去渣，即成。

功　　效 补肝益肾、生发乌发。

主　　治 青年脱发和白发等症。

用法用量 口服。每次服20ml，每天2次。

来　　源 引自《药酒汇编》。

（四十二）首乌归地酒

配　　方 何首乌24g，当归12g，生地黄16g，黑芝麻仁12g，白酒500ml。

制　　法 将上述诸药捣碎，装入药袋中，置于洁净容器中，加入白酒，隔水以文火煮数沸，取出待冷后，密封，浸泡7天后，过滤去渣，即成。

功　　效　补肝肾、养精血、清热生津、乌发。

主　　治　阴虚血枯、腰膝酸痛、遗精、带下、须发早白等症。

用法用量　口服。每次服20ml，每天2次。

来　　源　引自《药酒汇编》。

（四十三）一醉不老酒

配　　方　莲花蕊、生地黄、槐角子、五加皮各60g，没食子6个，米酒 5000ml。

制　　法　将没食子捣碎，与剩余药用药袋盛，一同入干净瓷坛内浸泡，春冬两季浸1月，秋季20天，夏季10天，紧封坛口，浸满数天后过滤出药液，装瓷坛内备用。

功　　效　养心血、乌须发。

主　　治　青少年及中老年精血不足引起的须发早白等。

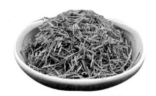

用法用量　口服。每次50ml，每天3次。

来　　源　引自《古今医鉴》。

（四十四）一醉散酒

配　　方　槐角子12g，旱莲草1.5g，生地黄15g，白酒500ml。

制　　法　将上述诸药共研细木，置于洁净容器中，加入白酒，密封，浸泡20天后，过滤去渣，即成。

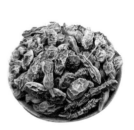

功　　效　凉血、祛风、黑发。

主　　治　须发早白之症。

用法用量　口服。取酒饮一醉后，觉来须发尽黑。

来　　源　引自《普济方》。

（四十五）延年益寿耐老酒

配　　方　菊花、生地黄、枸杞根各500g，糯米5000g，细曲750g。

制　　法　将菊花、生地黄和枸杞根去除杂质，共为精末，用生药袋或药袋装，加水煎煮2次，第一次煮沸10分钟，滤取药液，加水再煎；第二次煮沸1小时，去除药渣，合并两次煎液约10L。将糯米加水煮成稀米饭，同药液混合。待温度降至30℃左右时，加入细曲，调和均匀，置瓷瓮内，加盖密封。21天酒熟，压去酒糟，滤取药酒，瓶装备用。

功　　效	补精血、益脾胃。
主　　治	须发早白、头晕目眩、体弱早衰、容颜不华等症。
用法用量	口服。每次80ml，每天3次，温服。
来　　源	引自《太平圣惠方》。

（四十六）一醉乌发酒

配　　方	枸杞子、莲子心、槐角子、生地黄各30g，白酒1500ml。
制　　法	将上述诸药与白酒一同放入洁净容器中，密封浸泡30天，然后去除药渣，滤取药酒，瓶装备用。
功　　效	益肾填精、乌须黑发。
主　　治	肾亏血虚所致的须发早白、精力衰退等症。
用法用量	口服。每次15～20ml。每天2次。
来　　源	引自《普济方》。

（四十七）女贞子酒

配　　方	女贞子100g，粮食白酒1000ml。
制　　法	将女贞子淘洗晾干，放置于洁净瓶中，加入粮食白酒，再酌加白糖或大枣少许，浸泡35天，取上清液使用。
功　　效	滋补肝肾、祛风乌发。
主　　治	须发早白、容颜早衰等症。
用法用量	口服。每次20ml，每天2次。
来　　源	引自《本草纲目》。

（四十八）延年酒

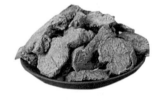

| 配　　方 | 黄精、枸杞子各150g，松叶180g，苍术100g，天冬90g，蜂蜜2000ml，黄酒5000ml。 |

制　　法　前上述诸药去除杂质，共为粗末，生药袋（或药袋）盛，扎紧药袋口，放入小口瓷坛内，注入黄酒，密封坛口。将瓷坛放入水中，使水淹至瓷坛的4/5处，用慢火加热煮沸4～6小时。将酒坛从水中取出，加入蜂蜜，搅拌均匀，仍将坛口用油蜡纸密封。放置14天，滤取药酒，瓶装备用。

功　　效　补肾填精、祛风胜湿。

主　　治　须发早白、视物模糊、头晕目眩、风湿痹证、四肢麻木、腰膝酸软等症。

用法用量　口服。每次30ml，每天3次，空腹温服。

来　　源　引自《中藏经》。

（四十九）养血乌发酒

配　　方　制首乌、熟地黄各30g，当归15g，白酒1000ml。

制　　法　将上述诸药研为粗末，装入药袋中，扎紧药袋口，入白酒浸泡15天后取出药袋，压榨液，两液混合，静置，过滤后装瓶即得。

功　　效　养精血、乌须发。

主　　治　精血不足、未老先衰、须发早白等症。

用法用量　口服。每次服15～30ml，每天1～2次。

来　　源　引自《山东中医杂志》。

（五十）首乌当归酒

配　　方　何首乌、熟地黄各30g，当归15g，白酒1000ml。

制　　法　将上述诸药洗净，切碎，装入药袋中，置于洁净容器中，加入白酒，密封，每天振摇数下，浸泡14天后，过滤去渣，即成。

功　　效　补肝肾、益精血。

主　　治　须发早白、腰酸、头晕、耳鸣等症。

用法用量　口服。每次服10～15ml，每天2次。

来　　源　引自《民间百病良方》。

（五十一）叶酸桑椹酒

配　　方　三叶酸、黑桑椹各250g，白酒1500ml。

制　　法	将上述诸药捣碎，置于洁净容器中，加入白酒，密封，浸泡7天后，即可取用。

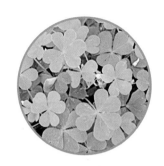

功　　效	润五脏、调气血、乌须发。
主　　治	须发早白、腰酸、头晕目眩、燥热咳嗽、口渴、小便不利、耳鸣等症。

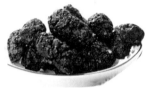

用法用量	口服。每次服15～30ml，每天3次。
来　　源	引自《药酒验方选》。

（五十二）延寿枸杞酒

配　　方	枸杞子1000g，鲜地黄汁1500ml，黄酒2000ml。
制　　法	将枸杞子去除杂质，用凉开水快速淘洗，滤干，置小口瓷坛内用黄酒浸，密封坛口，每天摇晃3～5次。21天后启封，加入鲜地黄汁同浸，无须搅动，仍密封坛口，候至60天后开坛，去除药渣，滤取药酒，瓶装备用。
功　　效	补精益损、防皱抗老。
主　　治	精血虚损、须发早白、容颜失华、皱纹早现、头目眩晕、腰膝酸软、倦怠乏力、失眠健忘、性功能减退等症。
用法用量	口服。每次20～30ml，每天2次，早、晚空腹温服。
来　　源	引自《圣济总录》。

（五十三）枸杞地黄酒Ⅱ

配　　方	枸杞子60g，黑芝麻（炒）30g，生地黄汁80ml，白酒1000ml。
制　　法	将枸杞子捣碎，与黑芝麻同放入容器中，加入白酒，密封，浸泡20天，再加入地黄汁，搅匀，密封，浸泡30天后，过滤去渣，即成。
功　　效	滋阴养肝、乌须健身、凉血清热。
主　　治	阴虚血热、头晕目眩、须发早白、口舌干燥等症。
用法用量	口服。每次空腹服20～30ml，每天2次。
来　　源	引自《民间百病良方》。

（五十四）中山还童酒Ⅰ

配　　方 马蔺子、马蔺根各300g，黍米5000g，神曲500g。

制　　法 将马蔺子与根加水煮成汁备用。将黍米用清水10L浸泡12小时，捞出上笼蒸成熟米饭，然后与米泔水混合，待温度降至30℃左右时，拌入神曲末调匀，放入瓷瓮中，密封瓮口。21天酒熟，启封，加入马蔺子及根煎汁，仍旧密封存放，3天后再启封，压去酒糟，滤取酒液，瓶装备用。

功　　效 清热利湿、活血乌发。

主　　治 青少年或中老年人因湿热内盛而引起的须发早白、喉痹。

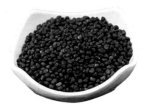

用法用量 口服。每次30ml，每天3次。或随量饮用。

来　　源 引自《万病回春》。

（五十五）中山还童酒Ⅱ

配　　方 枸杞子、茯神、生地黄、熟地黄、山茱萸、牛膝、远志、五加皮、石菖蒲、地骨皮各18g，白酒500ml。

制　　法 将前十八味药共研为粗末，装入药袋中，置于洁净容器中，加入白酒，密封，浸泡两周后即可取用。酒尽添酒，味薄即止。

功　　效 滋补肝肾，养心安神。

主　　治 肝肾不足、腰膝乏力、心悸、健忘、须发早白等症。

用法用量 口服。每天早晨服10～20ml，不可过量。

注意事项 忌食萝卜。

来　　源 引自《惠直堂经验方》。

注意事项

（1）足部按摩对于治疗脱发、白发的效果良好：以一手扶住其足部，用另一只手的食指中节由足趾向足跟方向推按肾脏反射区50～100次；用一只手握扶足部，另一只手半握拳，以食指、中指的第一指间关节顶点施力，沿着其足跟至足趾方向刮压腹腔神经丛反射区50～100次；治疗脱发，在以上操作后还需按摩以下4个反射区，即以食指第一指间关节顶点施力按压胃、十二指肠、甲状腺、前列腺（子宫）反射区，每个反射区50～100次，力度以感觉酸胀为宜；对于白发较多的人，要加强腹腔神经丛反射区的按摩。

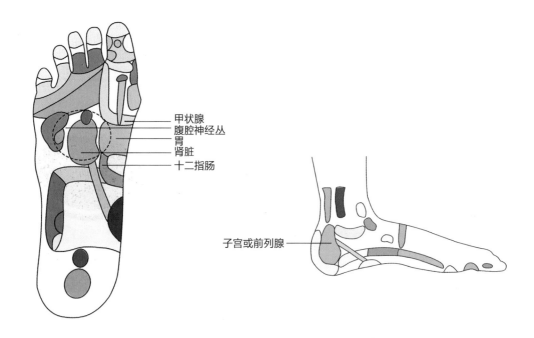

甲状腺
腹腔神经丛
胃
肾脏
十二指肠

子宫或前列腺

（2）注意饮食营养搭配，多摄入富含蛋白质及微量元素（锌、铁、铜、碘等）的食物，如牛奶、鸡蛋、动物肝脏、鱼、核桃等。

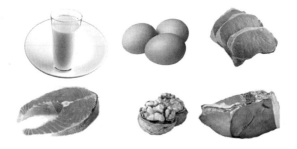

（3）注意休息，工作不要过于紧张，尽量保持精神愉快。

（4）选用保护头发的洗发液洗发，梳头的动作要轻柔，宜选用木制梳或是牛角梳。

降脂减肥药酒

肥胖症是一种慢性病，男女老少均可发生。肥胖按照程度分为3种：

（1）轻度肥胖：体重超过标准体重20%～30%；

（2）中度肥胖：体重超过标准体重31%～50%；

（3）重度肥胖：体重超过标准体重50%以上。

处在中度、重度的肥胖者上楼时会感到气促、易劳累、多汗怕热、呼吸短促，并因大腹便便而弯腰穿袜困难，腰腿酸痛（因负重发生增生性关节炎），臀外侧、大腿内侧及上下腹部的皮肤可见紫纹。由于行动不便，动则气短，故常常喜坐、卧而少动，甚至酣睡，又形成恶性循环，加重肥胖。专家指出，高热能、高脂肪的饮食和静止的生活方式是引起肥胖的主要原因，所以降脂减肥的根本要靠锻炼和科学膳食，万不可走进入减肥误区。酒是一种很好的有机溶剂，大多数药物的有效成分可溶解在其中。中医理论认为，药酒能"通血脉、厚肠胃、散湿气、消忧解愁"，减肥者适量饮用具有降脂减肥功效的药酒可以达到疗疾瘦身的作用。

（一）消脂酒

配　　方　山楂片30g，泽泻30g，丹参30g，香菇30g，蜂蜜150g，白酒500ml。

制　　法　将上述诸药切成薄片，与白酒一同放入洁净容器内，密封，浸泡14天后，过滤去渣，加蜂蜜溶解即成。

功　　效　健脾益胃，活血消脂。

主　　治　高脂血症。

用法用量　口服。每次服20～30ml，每天服2次。

来　　源　引自《中国药酒配方大全》。

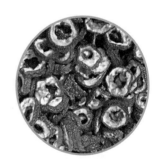

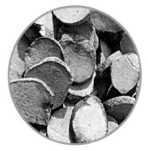

（二）地黄酒Ⅲ

配　方　鲜地黄汁500ml，杏仁、大麻子各500g，糯米2500g，细曲750g。

制　法　将大麻子研为粗末，杏仁用清水浸泡24小时后，去除皮、尖，晒干，微火炒至焦黄，捣为杏仁泥备用。将糯米用清水淘洗，米泔水拌和大麻子末及杏仁泥。糯米加入清水煮成稀米饭。待温度降至32℃左右时，与诸药及细曲混匀，放入瓷瓮内，加盖密封。20天开封，加入鲜地黄汁，无须搅拌，仍密封瓮口。60天酒成，压去酒糟，滤取药酒，瓶装备用。

功　效　益气养血，轻身明目，延缓衰老。

主　治　肥胖症，虚损，贫血，须发早白，肺虚久咳，体虚早衰等。

用法用量　口服。每次30ml，每天2次，早晚服用。

来　源　引自《太平圣惠方》。

（三）香菇柠檬酒

配　方　香菇25g，柠檬1枚，蜂蜜80g，白酒500ml。

制　法　将香菇和柠檬洗净，晾干，切片，置于洁净容器中，加入白酒密封，浸泡7天后去柠檬，继续浸泡7天，加入蜂蜜混匀，即可。

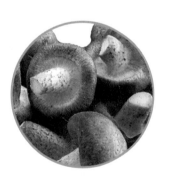

功　效　健脾益胃。

主　治　高脂血症、高血压病。

用法用量　口服。每次服20ml，每天服2次。

来　源　引自《药酒汇编》。

（四）蜂蜜绿茶酒

配　方　绿茶225g，蜂蜜375g，米酒1500ml。

制　法　将上述诸药一同浸泡于米酒内，密封15～17天，每天摇晃1～2次，开

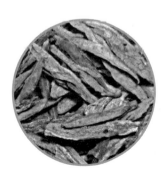

封后取澄清酒液服用。

功　　效	降脂降压，强心利尿。
主　　治	高脂血症。
用法用量	口服。每次服15～20ml，每天3次。
来　　源	民间验方。

（五）枸杞银花酒

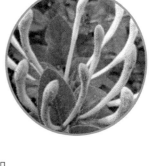

配　　方	枸杞子100g，金银花60g，白茯苓80g，白酒1000ml。
制　　法	将上述诸药与白酒一同放入洁净容器中，密封，浸泡。每2天摇晃1次，30天后即可进行过滤去渣取液。
功　　效	清热明目，降脂减肥。
主　　治	治肥胖症。
用法用量	口服。每天1～2次，每次取10～15ml，加水对饮。
来　　源	民间验方。

（六）大黄酒

配　　方	大黄10g，黄酒（或米酒）800ml，白砂糖、蜂蜜各适量。
制　　法	将大黄与黄酒（或米酒）一同放入洁净容器中，密封，浸泡30天后，启封，加入白砂糖、蜂蜜适量搅拌均匀。
功　　效	活血祛瘀，减肥降脂。
主　　治	中老年人肥胖。
用法用量	口服。每天1次，每次10ml。
来　　源	民间验方。

（七）麦冬山楂酒

<table>
<tr><td>配　方</td><td>麦冬15g，山楂25g，低度白酒500ml。</td></tr>
<tr><td>制　法</td><td>将上述诸药洗净切成薄片，与白酒一同放入洁净容器内，密封5～7天，每天摇晃1～2次，开封后取澄清酒液服用。</td></tr>
<tr><td>功　效</td><td>清热降脂，活血化瘀。</td></tr>
<tr><td>主　治</td><td>高脂血症。</td></tr>
<tr><td>用法用量</td><td>口服。每天服10～15ml，每天1次。</td></tr>
<tr><td>来　源</td><td>民间验方。</td></tr>
</table>

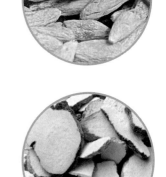

（八）山萸杜仲酒

<table>
<tr><td>配　方</td><td>山茱萸、杜仲、胡桃肉、云茯苓各10g，白术、菟丝子各15g，怀山药30g，蜂蜜适量，白酒500ml。</td></tr>
<tr><td>制　法</td><td>将上述诸药与白酒一同放入洁净容器内，密封，浸泡。1个月后即可取上清液饮用。</td></tr>
<tr><td>功　效</td><td>补益肝肾，健脾利湿，降压消脂，减肥健美。</td></tr>
<tr><td>主　治</td><td>肥胖症及其并发症。</td></tr>
<tr><td>用法用量</td><td>口服。每次取10ml，加少量蜂蜜饮之。</td></tr>
<tr><td>来　源</td><td>民间验方。</td></tr>
</table>

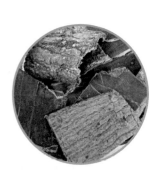

（九）神仙枸杞子酒

<table>
<tr><td>配　方</td><td>枸杞子150g，生地黄90g，大麻子150g，白酒1000ml。</td></tr>
<tr><td>制　法</td><td>将大麻子蒸好，摊开散去热气后，与枸杞子、生地黄一同装入药袋中，与白酒一同放入洁净容器中，密封，浸泡。春夏两季7天，秋冬两季14天后过滤去渣取液。</td></tr>
<tr><td>功　效</td><td>滋阴，降脂减肥。</td></tr>
<tr><td>主　治</td><td>肥胖症。</td></tr>
</table>

| 用法用量 | 口服。量多少不拘，服至稍感头昏微晕最好。 |
| 来　源 | 民间验方。 |

（十）减肥酒

配　方	莲子、莲藕、荷花、白术各200g，白酒1000ml。
制　法	将诸药洗净，与白酒一同放入洁净容器内，密封浸泡7天即成。
功　效	健脾，降脂，减肥。
主　治	肥胖症。
用法用量	口服。每次服10～20ml，每天服2次。
来　源	引自施旭光方。

注意事项

（1）注意膳食结构，控制热量摄入，避免肥胖，保持理想体重。

（2）忌吃或少吃胆固醇含量高的食物，如蛋黄、猪脑、猪肝、皮蛋、鳗鱼、蟹黄、猪腰子、鱼籽、奶油、鱼肝油等；避免晚餐时间过晚和晚餐摄入过量；戒烟忌酒。

（3）宜多吃含钾食物，如豆类、番茄、乳品、海带、鲜蘑菇及各种绿叶蔬菜；水果宜多吃橘子、苹果、香蕉、梨、菠萝、猕猴桃、核桃、山楂、西瓜等。

（4）平时多进行慢跑、快走、骑车慢行、游泳、登山等锻炼。

（5）经常按摩足部反射区，可以起到降脂减肥的疗效：按压肾、输尿管、膀胱反射区3～4次；用手按压脑垂体、甲状腺和甲状旁腺各3～5分钟。

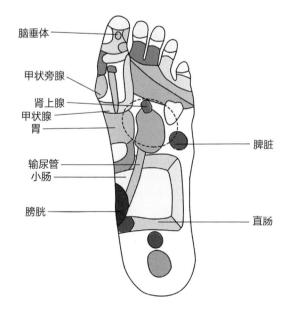

脑垂体
甲状旁腺
肾上腺
甲状腺
胃
脾脏
输尿管
小肠
膀胱
直肠

参考文献

[1] 罗兴洪. 药酒养生 [M]. 北京: 金盾出版社, 2012.

[2] 樊凯芳. 药酒 [M]. 北京: 科学出版社, 2017.

[3] 邓沂, 吴玲燕. 茶饮与药酒方集萃 [M]. 北京: 人民卫生出版社, 2018.

[4] 尤优. 学做药酒不生病 [M]. 北京: 北京联合出版公司, 2014.

[5] 田燕. 古今药酒配制1000方 [M]. 河南: 河南科学技术出版社, 2017.